U0241561

小猪猪的故事

一个小女孩的精神分析治疗过程记录

The Piggle: An Account of the Psychoanalytic Treatment of a Little Girl

【英】唐纳德·温尼科特　著

赵丞智　译　　魏晨曦　审校

中国轻工业出版社

图书在版编目（CIP）数据

小猪猪的故事：一个小女孩的精神分析治疗过程记录／
（英）温尼科特（Winnicott, D. W.）著；赵丞智译. —北
京：中国轻工业出版社，2015.6（2021.10重印）

ISBN 978-7-5184-0221-2

Ⅰ. ①小…　Ⅱ. ①温… ②赵…　Ⅲ. ①精神疗法－案例
Ⅳ. ①R749.055

中国版本图书馆CIP数据核字（2015）第039959号

版权声明

总 策 划：石　铁

策划编辑：阎　兰　　　　　　　　责任终审：杜文勇
责任编辑：阎　兰　　　　　　　　责任监印：刘志颖

出版发行：中国轻工业出版社（北京东长安街6号，邮编：100740）
印　　刷：三河市鑫金马印装有限公司
经　　销：各地新华书店
版　　次：2021年10月第1版第5次印刷
开　　本：710×1000　　1/16　　印张：12.50
字　　数：100千字
书　　号：ISBN 978-7-5184-0221-2　　定价：36.00元
著作权合同登记　图字：01-2014-3493
读者热线：010-65181109，65262933
发行电话：010-85119832　传真：010-85113293
网　　址：http://www.chlip.com.cn　http://www.wqedu.com
电子信箱：1012305542@qq.com
如发现图书残缺请与我社联系调换
141575Y2X101ZYW

译　者　序

这本书的原书名是"The Piggle：An account of Psychoanalytic Treatment of a Little Girl"，翻译成中文是《小猪猪的故事：一个小女孩的精神分析治疗过程记录》。我们对温尼科特的思想和临床技术感兴趣已经很久了，但能翻译这本书纯属一个偶然的机会和缘分。

去年5月份，国际温尼科特协会（IWA）的主席，巴西人Zeljko Loparic 教授及其夫人 Elsa Oliveira Dias 博士来中国旅行，上海的秦伟老师建议我们与二位老师有个学术交流。当二位老师到达北京后，我们为二位专家在北京回龙观医院心理特需门诊安排了一次案例督导交流会，当时接受督导的治疗师报告的是一位边缘性人格患者的长程精神分析治疗，我们第一次感受到了在温尼科特精神分析理论和临床技术视角下案例督导的震撼，二位老师的新颖督导给我们这些长期接受欧美精神分析老师案例督导的咨询师们留下了非常深刻的印象。

在午餐时我们了解到，Zeljko Loparic 是巴西圣保罗连邦州坎皮纳斯州立大学哲学教授，同时也是精神分析理论，特别是温尼科特思想和理论的研究者。Elsa Oliveira Dias 博士是一位从事了40年精神分析临床工作的精神分析师，擅长温尼科特取向的精神分析治疗。20世纪90年代初夫妻二人在巴西共同创办了圣保罗温尼科特精神分析学院，目前发展有多个分支机构分布在巴西各地，他们的小组研究温尼科特思想并以温尼科特视角教授、督导精神分析师，开展案例研讨，他们常往来于拉丁美洲的乌拉圭、阿根廷、秘鲁和欧洲的法国、葡萄牙等国家讲授温尼科特理论和临床，培养了大量的温尼科特精神分析取向的心理治疗师。

在精神分析思想和临床发展史上，温尼科特的理论和临床技术被称为中间学派，其起源于英国，但近几十年来中间学派在南美的发展势头很猛，2000年 Loparic 教授发表了《温尼科特范式纲要》论文，之后这篇论文又被修订为《从弗洛伊德到温尼科特：一种范式的改变》，他以托马斯·S.库恩（Thomas S. Kuhn）的科学自然发展思想模式为方法论，奠定了南美学者对温尼科特精神分析思想的总结性研究的基础，以 Loparic 教授和 Elsa 博士为代表的南美精神分析研究和临床实践者在总结和研究温尼科特精神分析思想和技术方面做了大量的工作。这夫妻二人在2005年发起并创立了巴西温尼科特精神分析学会，在2012年发起并创立了国际温尼科特协会（IWA）。于是我们一起决定由北京回龙观医院与国际温尼科特协会共同在中国进行第一届为期三年的中国－巴西国际温尼科特精神分析取向心理治疗师连续培训项目，计划每年进行两期、每次为期5天的理论和案例督导培训，目前已经进行了两期，中国的学员对温尼科特的精神分析思想和临床技术非常喜欢，而且能够很舒服地理解和接受，并认为对他们的临床实践有很大的帮助。我们翻译本书的一个主要目的是作为这个培训项目的一个教材。

Loparic 教授认为，温尼科特在精神分析的发展中，无论是在理论还是临床技术的创新性方面，都做出了革命性的贡献。最主要的变革是，精神分析人格发展理论的基点从关注驱力愿望的内在冲突扩展和转移到了婴儿与环境之间互动养育关系所导致的内在生命整合成熟程度，精神障碍的发病机制也从俄狄浦斯期家庭三角关系的复杂内心冲突和防御转移到了前俄狄浦斯期的婴儿－母亲之间的依赖需要关系和两价性冲突关系的情绪纠结，以至于导致了临床诊断学上精神障碍谱系的考量重心从精神神经症位置向精神病性及边缘性病理位置的集体移动，最终导致了临床精神分析技术重心的转移，即从按照传统习惯的针对神经症的诠释技术的使用大大减少，而针对精神病性病理的抱持、包容和管理（managment）技术的使用频率大大增加，以及精神分析中立原则和治疗设置的相应变化。这种转变对于心理治疗师本人的要求和挑战更多的是体现在需要治疗师个体的情绪高度成熟、情绪的高度稳定（情感调节功能强）、对患者的高度敏感和深刻理解的能力。正是因为我和我的许多同事在多年的临床心理治疗实践和督导中一直存在着使用过多诠释技术而造成的如此困惑的感受，而温尼科特取向的理论和督导给我们的临床工作带来了一片光明，我们决定学习和推广温尼科特精神分析的思想和临床方法。

Loparic 教授和 Elsa 博士跟我说，《小猪猪的故事：一个小女孩的精神分析治疗过程记录》基本上体现了温尼科特精神分析的临床操作方法，这本书可以作为温尼科特精神分析的临床操作指南。这本书的翻译程序是这样的，先由我逐字逐句地翻译成中文，然后把中英文一起交给一位精神分析心理治疗师魏晨曦来逐字逐句的审校和修改，然后我再与他讨论修改的部分，最后由我统整全部的中文成稿。魏晨曦是一位非常好的临床精神分析治疗师，多年来一直跟随我学习精神分析理论和治疗，并接受我的案例督导，他也是我的同事，同时也是中挪培训项目提高组的学员及中-巴培训项目的英文翻译。他在与我讨论时曾告诉我，审校这本书是一次让他欣喜和感动的过程，他常常一边阅读，一边想象着作者所描述的治疗互动场景，一边又感受着译者所透露出的一种身临其境般的、对案例中小女孩的关切和喜爱。这本书让他有一种很轻松的代入感，仿佛阅读和审校的过程就像一种浸润在抱持性环境中的过程一样，是那么的安静、稳定、舒服。他的话也说出了我的同感，这也许就是温尼科特精神分析思想的特征和魅力所在。

这本书的行文语言简单明了，因为有很多对话，所以口语化风格明显，粗看有些简单，但同时这是一本温尼科特精神分析心理咨询的逐字记录稿，温尼科特说的每句话以及记录的每句话的背后都有厚实的温尼科特精神分析思想的理解和意义，这对于专业的翻译来说是极大的挑战。我们在翻译每句话的时候，不仅仅是看字面的意思，更多考量的是每句话背后的理解、目的和理论意义。尽管在正文记录的旁边有些温尼科特的注释，可是这些注释既少又简单，我猜想温尼科特不愿意针对自己的咨询给出更多的解释，可能是他不愿意干扰读者自由而独立的联想，他为读者自己的自由联想留出了潜在空间，正如他在自己的治疗中甚少作解释一样，他希望在自己和患者之间留有更多的创造性潜在空间，以便促进患者的个体成长。

咨询中的小患者叫小猪猪（Piggle），开始见温尼科特的时候是2岁零4个月，结束治疗时是5岁零2个月，整个咨询一共会见了16次，历时大约2年半。每次会见时间是45分钟，几乎都是由父亲带着小猪猪来见温尼科特，但父亲不参加咨询并在等候室休息。什么时候来做咨询都是由小猪猪来做决定，每次都是由小猪猪向自己的父母提出申请，然后父母打电话与温尼科特约定会见时间，最后父亲带小猪猪按约定时间来见温尼科特，结束时也不约定下次会见时间，仍然是由小猪猪感到需要见温尼科特医生的时候再提出申请。温尼科特把这样的治疗方法命名为"按需索取"（on demand）的治疗方法。让我们感到震撼的是温尼科特有绝好的魅力和能力吸引小猪猪主动来求助和咨询，更有足够的耐心和信心等待小猪猪对咨询需求的出现和索求，由此可见温尼科特精神分析治疗在治疗设置方面的变化和特点。

本书中有大量的幼儿言语的对话，很多时候小猪猪的发音是不清晰的，也有很多时候小猪猪有自创的言语词汇和表达方式，温尼科特也都保留了原样，我们在翻译的时候尽可能找到中文基本上能对应的词汇，同时也保留了原来的英文词汇。比如 bolly 是小患者的自创词汇，语境提示是指在厕所里做什么事情，我们保留了 bolly 这个词汇；还有 baah（baa），sush baba（苏萨巴巴），等。建议读者在阅读和学习这个治疗记录的时候，要结合温尼科特的描述来仔细琢磨咨询对话背后的温尼科特精神分析理论依据和临床操作依据，并展开你的自由联想进行创造性地思考和理解，这样就会让你的学习和理解变得既有理论性同时也非常的有趣，这也是温尼科特精神分析方法很重要的特征。

我们刚刚开始系统地学习和研究温尼科特的精神分析思想和临床模型，对温尼科特的把握还处于初级阶段，非常希望喜欢学习和研究温尼科特的专业人员与我们讨论和交流，并指出翻译中的不当之处。

借此机会非常感谢北京曼陀海斯精神分析中心、北京曼陀海斯温尼科特中心多年来为我提供的精神分析教学和督导平台，感谢我的咨询和学术助理蒙琳徽女士给我的工作帮助，感谢那么多曼陀海斯精神分析咨询师和中挪班初级组的咨询师为我提供的督导机会，特别要感谢 Loparic 教授和 Elsa 博士教授对我理解温尼科特精神分析思想和案例督导以及对我翻译工作的具体指导，还要特别感谢出版社编辑阎兰女士为此书付出的努力工作和提供的帮助。我的联系方式是 zchengz@163.com。

赵丞智

2014 年 12 月 15 日 于北京·回龙观

序　言

　　这本书呈现了一个精神分析师对一个年幼孩子的详细治疗过程，其内容取自于治疗过程的部分逐字记录稿。读者通过阅读本书，可以获得一个被容许进入私密的心理咨询室的难得机会，去学习孩子与治疗师一起进行的私密工作。这对于那些与儿童有职业关系的人们极具特殊的价值，同时对那些关心儿童和他们发展的任何人来说，都具有极其重要的意义。

　　那些熟悉温尼科特后期著作的人们，对小猪猪（Piggle）的治疗怀有独特的兴趣。在本书中，随着对治疗过程描述的进展，温尼科特在适当的时候给出了他对此刻治疗的评论和一些其他的注释，以及他对此时治疗中所发生的事情的理论性理解。同时，他所说的话和他的说话方式，都生动地例证了在儿童心理治疗中，他对精神分析理论和技术的贡献。但是需要注意的是，本书不是一本严肃的教科书，它是两个人怀着具有目的性的紧张和乐趣，在一起工作和游戏的过程的生动记录。从温尼科特的观点来看，"对于这个年龄阶段的孩子来说，除非他们能够进入游戏的角色中并且能够享受游戏，否则让他们从游戏中获得治疗性意义是不可能的。"孩子们正是通过创造、操作和享受游戏，来掌控自己的焦虑，并把自己容纳在全部的体验之中（第13次咨询）。

各位读者将会感受到，温尼科特自己非常享受他与孩子们的游戏过程。他承认和接受了儿童在治疗中的移情，但是他没有针对这些移情做太多的工作。温尼科特通过在治疗中扮演儿童赋予他的各种角色，把移情带到了生命体验中。这个孩子内心世界的戏剧性让她自己体验到了严重困扰她的那些幻想，并且使她能够与这些幻想一起游戏。这样的情景会在每次治疗中循序渐进和"小剂量"的发生，而且每次都发生在经由治疗师分析技能所创造的，一种让小女孩感受到安全的治疗设置中。在移情关系中维持着一种创造性张力（creative tension），而焦虑和不确定感的水平被限制在儿童的处理能力之内，以便游戏可以继续。

温尼科特改造了他的分析技术，使其更加适应每一个特定个案的那些需要。如果个案需要完整的精神分析治疗，而且也有可能进行完整的精神分析，温尼科特将会为他们做分析性治疗。否则，温尼科特会改变他的治疗技术，把常规的治疗性会谈变成被患者"按需索取"（on demand）的会谈，或者变成单独一次的治疗性咨询，或者延长时间的治疗性咨询。在本书这个案例中，温尼科特使用了被小女孩"按需索取"的设置方法。

在本书的手稿中，温尼科特医师曾经留下一个备注，提醒他自己要对他与患者父母一起工作的方式做一个评论和解释。遗憾的是，到最后他也没有写完这个主题，但是他这个有意义的备注表明，他很重视探索与儿童父母的工作关系。他的这个备注是这样写的："与儿童父母一起分享材料是精神分析工作的一个部分（共享），这不是家庭治疗，也不是对儿童生活环境的调查。对于父母这方来说，我们不会违背保密原则，而他们也不能干预我们的治疗过程。"

另一个备注也提到，上文提到的做法，既与父母分享信息，同时也拉开了治疗访谈的距离，能够起到减少治疗师独占儿童的效果，这样就为患者发展与她父母之间的关系留出了开放性的空间，这是整个治疗过程的一个部分。读者将会在温尼科特对小猪猪（Piggle）的治疗案例中领会到，儿童的父母才是拥有心理治疗领域知识的专业人员。治疗师邀请父母参与合作，这对于心理治疗工作产生效果是至关重要的。

小猪猪的心理治疗一共持续了2年半，期间见面会谈的次数不多。在治疗期间，患者经常在其父母给温尼科特医师的信中夹带信息和图画来告诉治疗师她的感受如何。按照孩子的要求来安排见面会谈的方式，对于完成治疗性任务来说是至关重要的，而且这个技术在维持治疗关系中也是最最重要的。移情这个主题贯穿治疗过程的始终，而且它们最终是在令人感动和心悦诚服的满意方式中被解决的。

Clare Winnicott

R. D. Shepherd

Winnicott Publications Committee

温尼科特书籍出版委员会

编者序言

　　作为一个编辑，能够介绍唐纳德·温尼科特医生（Donald W. Winnicott）后期所写的这本书，我感到特殊的荣幸和荣誉。他写下了这些私密和令人着迷的临床治疗记录，并且放在一旁好几年，一直到现在，他决定把这个记录呈现给所有的读者，而不仅仅是给克莱尔·温尼科特（Clare Winnicott，是温尼科特医生的夫人）和他曾经治疗过的小患者父母看。我是在1971年，温尼科特去世前1年半，由温尼科特特别安排的一次会面中，偶然得知并开始了解这本书的手稿。我与温尼科特在1969年夏天期间延伸讨论的记录，和我们后来为了帮助他准备出版这个临床记录的通信，一直都是我按照他的意愿编辑这本书的指导原则。如果温尼科特能有时间去修改一些章节和扩展几个简短注释的话，那么许多只能由温尼科特完成和计划去做的工作将不会悬而未决了，目前只能在维持温尼科特最初为本文所设置的框架格式和风格之内，保留和领略他所做的贡献了。然而，以现在的情况来看，或许是命中注定，这个记录为我们保留了一个罕见的、展现临床技能智慧的和非常有说服力的治疗案例，以及最具创造性的和杰出的精神分析治疗大师之一，在与儿童工作中的理论和技术方面所呈现的一个无价的临床例证。

我们可能需要提及有关温尼科特的一些情况，特别是对那些还不太了解温尼科特生平传记的读者们这显得更为重要。温尼科特的父母是地道的英国人，他的成长环境舒适和充裕，他在20多岁的时候获得了医师执业资格。其后他开始作为一位儿科的内科医生服务于伦敦的 Paddington Green 儿童医院大约40年，期间他估计他会见了大约6万名母亲和儿童。在他开始执业儿科后不久，他开始接触 Ernest Jones，后者建议他接受 James Strachey 的分析治疗。在那些年当中，温尼科特写道："在那个时候，我开始是作为一个咨询儿科医生，而且你可以想象到那是一种多么令人兴奋的事情，你可以探索大量个案的发病史信息，而且还可以从没受过医院教育的父母那里，证实所有人都可能需要精神分析理论，而这个精神分析理论正在通过我自己接受的分析治疗开始对我产生意义。在那个时候，还没有另外一个精神分析师同时也是儿科医师，因此在未来的20或30年中，我注定将是一个孤立的现象。"*

在温尼科特一生的最后15年中，名望和世界性荣誉开始降临到他身上。但是他没有建立起一个学派，也没有领导一个追随者的组织来扩展他的技术。他通过谦逊而直接的方式与简洁而独特的风格展现了他的发现，这使他获得了广泛的认可。在演讲或书面的语言中，他向精神病学和精神分析的科学领域和专业学术期刊，生动地呈现出了他实际工作的例子，为他的发

---

* 克莱因主义者贡献的一个个人观点，见著作《成熟过程和促进性环境》，纽约：国际大学出版社，伦敦：Hogarth 出版社，1965，p.172

现举出了令人信服的证据，他也经常会把大量的工作延伸到其他领域，包括父母、社会工作者、教师，以及那些与教育、精神健康和儿童保健有关的服务机构。温尼科特在人性科学这一领域中被载入了历史史册，因为他发现了人类生命发展和自我实现的意义，这是一个人们一直就熟知，但又缺少觉察并低估了其重要性的问题。

他所出版的书和发表的论文的文献目录已经有190个题目了，这还不是最新的统计数字。*概括地说，如此丰富论著的主要主题本身甚至就可以充满一整本书了，然而，在最新出版的温尼科特论文集《从儿科学到精神分析》中，我们可以从Masud Khan所写的序言中看到对温尼科特所有贡献的精髓的阐述。**

一向是我最尊敬的老师之一的唐纳德·温尼科特，几乎20年来，一直是我的朋友和咨询师。每当我去欧洲参加国际精神分析大会的时候，我总是习惯于先经过伦敦，我在1969年6月份写信给温尼科特，问他在我们两个去罗马准备大会活动之前，是否有时间安排一次探访和会谈。他迅速地回复我，并建议说在我到达伦敦的那天晚上安排会见活动。但是在同一天稍晚些时候我又收到他的另一封信，他在信中说：

"我想告诉你一些你还不知道的消息，在7月22日下午2:30—4:15之间，你将会面对所有参加大会前工作坊的与会者督导我的案例！

问题是这样的，因为我的身体疾病，我的一些学生不得不

---

* 参看编辑在《成熟过程和促进性环境》一书中列出的清单。

** 伦敦：Hogarth出版社，1975。

去其他地方寻求督导，到那时我可能还找不到一个带着很好案例来让我督导的学生。因此，我要求容许我用被动的方式接受你的督导，而且请求你这样做。

我将用一个小时来报告一个儿童精神分析案例，你可能会发现这是一个非常糟糕的分析结果报告，但是这个报告应该引发大家讨论。我带着强烈的兴趣期待这个体验。等我们会面的时候，如果有必要的话，我会让你知道你想知道的任何事情。我殷切地希望简简单单地做这件事情。"

在我到达伦敦后不久，在用过克莱尔为我们准备的丰盛晚餐后的一个夜晚，温尼科特向我讲述了我们被安排在7月22日的工作，我们的工作也是由英国精神分析学会提议的会前科学报告会的一个部分。当我问他是否有一些记录资料让我提前阅读，以便我自己熟悉一下这个案例的时候，他半真半假地说我不需要花任何时间去做准备工作。而且我不需要让任何细节信息扰乱我的思维，只能依靠他将要报告的那些案例资料信息去思考并组织我的督导性评论，而且要在督导会上引发出一种开放式的讨论。经过一段有趣的交流之后，他递给我一整本打印的案例记录，因为他还没有决定好要报告这本案例记录中的哪个部分。

在我返回宾馆的路上，我非常担心那些参加督导会的听众，他们可能会因为没能看到温尼科特亲自做督导而感到失望，你想一想，督导会开始宣布由一位名不见经传的同行督导温尼科特的案例，而大家本来都是来观看温尼科特督导的，那将会发生什么事情？于是我仓促地草草翻阅了案例原稿中的几页记录，了解了一些记录的内容，而且思考着如何引导现场讨论。仿佛我无意中发现了一个艺术魁宝，案例记录的内容让我感到无比的兴奋和喜悦，这消除了我的担心和顾虑，而且让我期待着督导会上那种充满快乐的工作早一点儿到来。现在这本书正向读者呈现了那时候那个案例的记录稿。

那天，巨大的梯形教室里面坐满了人，迟到者不得不站在空地，但他们也感到很满意。根据参会者的注册名单，参会的观众包括来自全世界各地的精神分析师，其中只有几个人来自英国，因为会前科学报告会主要是为海外的参会者准备的。在解释完为什么温尼科特不打算展示他自己的督导技艺，而是他邀请接受我督导他所做的案例之后，温尼科特用他那柔软的声音和谦逊的态度开始向大家介绍他的案例，并呈现了他与患者在第一次会谈中他们所进行的工作。在随后的讨论中，一个被集中讨论的主题，就是温尼科特所描述的治疗类型与这种稀少的和不规律的会谈，即他所谓的"按需索取的精神分析"（psychoanalysis on demand）究竟还是不是精神分析或心理治疗。温尼科特通过让大家更多地注意到他对移情和无意识所做的工作，而不要去太在意精神分析情景的正式安排或分析治疗的频率或规律性，回答了大家的疑问。在这次督导的讨论期间，一位忍不住的听众用大家都能听得见的声音低声说道："假如这个案例作为一个分析性案例还存在疑问的话，那我们如何能把小汉斯 * 的案例仍然认为是精神分析文献中的经典案例之一呢？"温尼科特在自己写的本书引言中，亲自论述了"按需索取"会谈方式的优势。

事实是，温尼科特在1958年就已经给出了他自己认为精神

---

* Freud, S. (1909)，一个 5 岁男孩恐惧症的分析。标准版，10:3-149。
London: Hogarth Prcss, 1955.

分析是什么的定义 *，那时他说道：

"我一直被要求提交一个'精神分析治疗'（psychoanalytic treatment）的定义，为了平衡这个问题，一位同事也被邀请提交一个'个别心理治疗'（individual psychotherapy）的定义。我认为我们两个人从一开始就面临着同样的问题：如何在这两种治疗之间做出区分？就我而言，我不能做出这个区分。我所考虑的问题是：治疗师接受过分析性训练吗？

与其比较两个主题彼此之间的差异，我宁可认为把这两个主题与儿童精神病学的治疗作比较更加有益。在我的临床实践中，我已经使用儿童精神病学疗法治疗过数以千计的处于这个年龄阶段（潜伏期）的儿童。我（作为一个受过训练的精神分析师）已经做过数以百计的个别心理治疗。我也给一定数量的这个年龄阶段（大于12岁，小于20岁）的儿童做过精神分析治疗。这两种治疗之间的边界极其模糊，以至于我说不出两种治疗方式之间确切的差异。"

几年之后（1962年）**，他又针对这个主题发表了意见，他说：

"我很享受我自己做的精神分析，而且我常常期盼每个分析的结束。为了分析本身的缘故而作分析，对我来说没有任何意义。我之所以要做精神分析，是因为患者需要接受精神分析，而且是患者需要我陪他们做精神分析。如果患者不需要分析，那么我就会改做其他的事情。在分析中一个人问我：一个人被

** 潜伏期期间的儿童分析，见于：《成熟过程与促进性环境》。New York：国际大学出版社，1965，London：Hogarth 出版社，p.115。

 * 精神分析治疗的目标。选自于《成熟过程和促进性环境》。New York：国际大学出版社；London：Hogarth 出版社，1965，pp. 166-70。

允许的最多分析是多少次？相比之下，我的临床座右铭是：一个人需要的最少分析是多少次？"

他在同一篇论文中陈述了以下的结论："依我来看，如果我们碰巧解释的心理机制属于精神病性类型的障碍和个体情绪成熟过程中的原始阶段，那么我们在标准技术实践中所追求的工作目标还是不能被改变的。如果我们的工作目标继续维持在言语化移情发展中的意识感知，那么我们正在做的就是精神分析。如果我们分析师没有那样做，那也是做了一些我们认为在那个时刻更加合适的其他工作。这有何不一样呢？"

Ishak Ramzy, M.A., Ph.D.

Topeka, Kansas, 1974年10月

目 录

引　言

　　这本归于我名下的书，其中一部分是由一位昵称为小猪猪 (Piggle)＊的小女孩（名字叫加布里埃尔，Gabrielle）的父母写出来的。 这本书的内容构成包括两个部分，一部分内容是加布里埃尔的父母关于这个孩子情况的书信内容的节选，另一部分内容是我尝试详细描述精神分析会谈的临床记录逐字稿。我加注了一些评论，但希望这些评论不会妨碍读者对患者材料及其演变，发展出读者自己个人的观点。

　　这里引出一个问题，那就是公开出版整个分析过程的私密细节，究竟是公正的还是不公正的？ 因为这个案例中的小患者在开始接受治疗时仅仅2岁零4个月大这一事实，让这个决定做的比较容易些。同样地，出于要承担部分责任，小女孩的父母表达了他们对于出版这个治疗记录的担心，他们希望等加布里埃尔长大后偶尔看到这本书的时候不会给她带来伤害。＊＊

　＊ 在英国，"Piggle"（小猪猪）这个昵称经常会用在小孩子身上，以示亲密。

＊＊ 后来，小女孩的母亲在没有参看出版版本的情况下，又提供了一些对治疗记录的评论，其中一部分也收录在了本书中。

我没有将这个治疗描述成一个已经结束的治疗。对于年龄如此之小的患者，当分析开始成功的时候，仅仅是他们的正常发展过程又恢复了主导而已，我不能确定这样的儿童分析是否应该算作是完成了的分析。在这个案例中，我们能够看到，起初儿童的疾病主控着整个局面，以至于我们很容易把临床的改善归因于分析治疗中我们所做的工作。然而，一段时间之后，儿童开始从构成疾病的那些僵化死板的防御组织机构中解放出来了，于是我们就很难在临床改善与情绪发展之间作出清晰的区分，也很难在临床治疗中所做的工作与目前已经变得自由的成熟过程之间作出清晰的区分。

孩子的父母在1964年1月联系过我，那时候加布里埃尔的年龄是2岁零4个月。治疗是从小女孩2岁零5个月开始的，我一共"按需索取"地看过加布里埃尔14次。在我们进行第14次治疗的时候，小女孩正好5岁。

在这个独特的分析治疗中，因为孩子的居住地距离伦敦相当远，治疗以"按需索取"的方式进行，这就引发了每次治疗结束的一些情感问题。没有什么理由来解释为什么是"按需索取"的分析方法而不应该是通常连续的方法，也许间或还会包括密集型治疗（intensive treatment）的阶段。我们不可能也不需要去预测遥远的未来。然而，在这一点上，我们可以观察到，分析师要比患者的父母更能够容忍孩子的症状，一旦孩子进入了治疗，父母都倾向于认为症状的出现一定总是意味着孩子必须返回到治疗里面去。原先在孩子们自己感到满意的家庭里面，他们所有那些丰富的症状学表现都是备受父母关注的，可是一旦一个孩子开始了心理治疗，他们的症状表现都会被治疗师视而不见、听而不闻了。对于儿童治疗来说，实际上一个非常有价值的干预目的就是，帮助儿童的家庭成员提高他们对孩子症状表现的容忍能力，以及帮助家庭成员应对在儿童情绪发展过程中那些预示着情绪性张力和暂时性无理取闹的临床表现，或者甚至就是发展本身的状态。

就这一方面来说，"按需索取"的治疗方式有其优于每周5次常规治疗方式的条件。另一方面，我们也认为妥协是没有什么价值的，要么儿童应该按照常规设置来接受分析，要么儿童就按照"按需索取"的方式接受分析。几乎被公认为是接受了妥协之后的每周1次的治疗方式的价值是值得怀疑的，这是一种两头都落空的治疗方式，而且这种治疗方式阻止了我们进行真正深入的工作。

读者可能会发现，父母在孩子接受治疗期间写给治疗师的信中，对这个孩子的临床表现有着很好的描述。尽管这些描述都是孩子父母自然书写而成，没有任何为了出版而做的加工和修改，仅仅是为了给治疗师提供信息依据，但是我们还是能从这些描述中看到，在开始的两三次治疗之后，加布里埃尔的疾病表现变得有点儿更加突出和严重，疾病行为模式也更加清晰可见。然后，疾病行为模式逐渐地在不同程度上得以缓解，逐渐让位给一系列不得不再一次经历的成熟阶段，尽管这些发展阶段一定在加布里埃尔的婴儿期被满意的体验过，也就是在妈妈第二次怀孕之前。然而，从对精神分析工作的描述来看，读者能够看到儿童人格中的基本健康状态，那对于分析师来说，总是一种非常明显的特性，特别是当儿童在门诊和家中真正生病了的时候。治疗总是有它属于自己的一种动向，这种动向从治疗的一开始就很明显，而且这种动向毫无疑问被父母和患者对分析师的高度信任所强化。对分析工作的描述显示，从一开始加布里埃尔就学会了如何工作，而且当她每次来做治疗的时候，她都会带来一个她能够展示的问题。有时候，面对孩子提出的具体问题，分析师有一种豁然开阔了眼界的感觉，尽管有许多不明确的游戏或行为或对话的领域，在这些领域中分析师似乎还找不到方向。这些不明确的游戏等各方面有一种显而易见的重要特征，那就是由于要摆脱混乱，方向感就会发展出来，而且由于寻求真实的需要感，孩子就会变得有能力沟通，正是这种需要促使孩子向父母索求下一次治疗安排。我在做记录的时候，会故意让当时不清晰的治疗材料保留其模糊性，因为在那个时候，对我而言那就是模糊不清晰的。

D. W. Winnicott, F. R. C. P.

November 22, 1965

D. W. Winnicott, F. R. C. P.

1965 年 11 月 22 日

患　　者

摘录于患者父母最初写给我的信，由母亲执笔。

1964年1月4日

"不知道你有没有时间看看我们的女儿，她的名字是加布里埃尔，她已经2岁零4个月了。她感到焦虑和担心，以至于晚上睡眠不好，有时候这些焦虑和担心明显地影响了她的日常生活和她与我们之间的关系，尽管并不总是这样的。

以下是一些比较详细的描述。

我们很难描述她是个幼儿，似乎她一开始就是一个特别的人，给人一种很强的内在能力和很高智力的感觉。她很少向父母要求有关喂养的事情，喂养和进食似乎是那么容易和自然，即使是断奶也没表现出什么困难。*她吃妈妈的母乳吃到9个月。* 她有很强的平衡能力——几乎从来没有摔倒过，即使在她学习走路的时候，当她跌倒时，也几乎从来没有哭过。从最

---

* 我的斜体字 . D.W.W.

早一开始，她就对父亲表现出热烈的情感，而对母亲有一些专横和霸道。

她有了一个小妹妹（现在7个月大），妹妹出生时她才21个月，我认为妹妹的出生对她来说是太早了。而且妹妹的过早到来（我也认为）以及我们对此种情况所感到的焦虑*，似乎都给她带来了极大的影响。

疾病的临床描述　她很容易变得烦躁和抑郁，这种情况在以前是不明显的，而且她会突然地意识到她在家庭中的关系和特殊身份。急性的应激和对妹妹明显的嫉妒情绪持续了不长的时间，但这个应激给她带来了强烈的痛苦。现在这两种痛苦的情绪找到了彼此非常有意思的相处方式。对于母亲，加布里埃尔看起来几乎一直是忽视她的存在的，现在加布里埃尔对母亲也表现出了更多的热情，尽管有时候也会表现更多的愤怒。她对父亲却变得非常明显的冷漠了。

我将不会为你提供更多的有关这些问题的细节，但是我必须得让你知道她那个幻想，就是这个幻想让她朝我们呼喊了好久，直到那天晚上很晚才停止。

她有一个黑妈妈和一个黑爸爸。在那天晚上，黑妈妈跟随着她进来了，并且问道：'我的白薯在哪里？'（吃白薯＝吃奶。她指着她的两个乳房，并拉扯她的乳房使它们变得更大些。）有时候她被黑妈妈放进了马桶。黑妈妈住在她的肚子里面，黑妈妈可以在那里通过电话与加布里埃尔说话，黑妈妈经常生病，而且每次生病都很难好起来。

---

* 直到好久我才知道，母亲自己在女儿的这个年龄阶段时也经历过弟妹的出生。D.W.W

幻想的第2条线开始得很早，这条线的内容是关于'babacar'的事情。每天晚上她都喊了又喊：'告诉我关于爸爸轿车的事情，所有爸爸轿车的事情。'黑妈妈和黑爸爸经常一起坐在爸爸轿车里面，或者是某个人独自坐在爸爸轿车里面。只有偶尔的时候，有一个黑色的小猪猪（Piggle）很显眼。（我们昵称加布里埃尔为'小猪猪'）

在刚刚过去的一段时间里，她每晚都会严重地抓伤自己的脸。

通常情况下，她似乎是生动的、自然的和充满活力的，但是我们认为我们需要您的帮助，以避免她为了应对她的痛苦而把自己变得死气沉沉和僵化麻木。"

摘录自母亲写的信

"自从我给你写信以来，小猪猪的情况一点儿进展也没有。现在她玩游戏几乎也不能集中注意力，甚至她几乎不能承认她自己的存在，她或者是爸爸，或者更多时候是妈妈。'小猪（Piga）离开了，已经去找 babacar 了。小猪是黑色的。两个小猪都是坏的。妈妈，哭并喊叫着爸爸轿车！'

恶化的临床表现

我告诉她我已经给温尼科特医师写信了，'温尼科特医生能理解 babacar 和黑妈妈的事情。'之后，她就停止了每晚的恳求和呼喊：'告诉我有关爸爸轿车的事情。'似乎非常的出乎我的意料，她两次向我提出请求，'妈妈，请带我去见温尼科特医师。'"

第 1 次咨询

（1964 年 2 月 3 日）

　　一对儿父母带着"小猪猪"进来了，首先我们一起在心理
咨询室待了一段时间。加布里埃尔看起来很认真，让我感觉最
明显的是，她把头伸进门的那一刻就急着要进行咨询工作。

　　我带着他们三个人进入了等候室，然后我尝试把小猪猪再
带回我的工作室。她显然是不太愿意进行这个旅程，在经过走
廊的过程中，她对她的妈妈说：

　　"我感觉太羞了！"

　　于是，我让她母亲跟着一起进到工作室里面来，并告诉她母
亲不要给孩子任何帮助，母亲坐回了沙发，小猪猪坐在她身边。

　　我早已与那个正坐在桌子旁边地板上的泰迪熊成了好朋
友。现在我正坐在咨询室房间靠后一点儿的地板上玩耍着一
些玩具。我对着小猪猪（实际上这时我背对着她，看不见她）
说："去把那个泰迪熊拿过来，我想给他看看这些玩具。"她马
上走了过去，把泰迪熊拿了过来，并且帮助我把玩具展现给泰
迪熊看。

　　然后，她就开始独自玩这些玩具，主要是把几节火车车厢从玩具堆中拣出来。同时，她持续不断地说："我得到了……[诸如此类等]。"大约过了5分钟，她的妈妈悄悄溜了出去，回到了等候室。我们让工作室的门开着，这一点对于小猪猪来说是非常重要的，因为她在试探我们的各种安排。然后她就开始拿来一些玩具，并一遍又一遍地重复着说一些事情："这里是另外一个……这里是另外一个。"这些话大部分是与那些玩具卡车和发动机有关系，但是她说的这些话似乎都很随意和不经意。因此我尝试着就此与她进行沟通，我说："另外一个小婴儿。是那个叫苏萨（Suah）* 的小孩儿。"我说这样的话显然是说对了，因为现在她开始按照她的记忆给我解释苏萨小婴儿来临时的情况。她是这样说的："我是一个小婴儿，我躺在一张小床上。我睡着了。我只有奶瓶。"依我看来，接下来可能会有一些关于吸奶瓶的事情，于是我说："你是说你正在吃奶瓶吗？"她回答说："不，我没有吃奶瓶。"（事实上，正如我随后发现的那样，她从来也没有吃过奶瓶，但是她曾经看见过用奶瓶喂养的小孩子。）所以我重复道："那么，还是有另一个小婴儿"——我想帮助她继续那个对她来说有点困难的出生故事。

　　然后，她拿出一个圆形并带中心装饰的玩具，这曾经是火车车厢的车轮轴，并且问道："这个东西是从哪里来的？"我如实地回答了她，然后说："那么，那个小婴儿是从哪里来的？"她回答说："De cot。"这时候，她拿过一个小的男性玩偶，试图把它塞进一辆玩具汽车的司机座位里面。因为这个小人太大

建立沟通

* 苏萨（Sush）是加布里埃尔（Gabrielle）对她妹妹苏珊（Susan）的称呼，目前8个月了。

了，根本就进不到汽车的驾驶室里面。她又尝试着通过窗户把它塞进去，她尝试了各种方式。

"它进不去，卡住了。"然后，她拿来了一支小棍儿，把小棍儿伸进了车窗户，说："小棍儿进去了。"我说了一些关于男人把一些东西放进女人的肚子里面就造出了小婴儿的话。她说："我有一只猫。下次我把波斯猫带来，改日来的时候。"

焦虑——主题的变化

这时候，她想去看看她的妈妈，于是她打开了门。我对着泰迪熊说了一些话。此时有一些焦虑情绪需要去处理。我尝试着用言语来表达这个焦虑情绪："你感觉到害怕了，你做过令你感到害怕的梦吗？"她说："做过，是关于 babacar 的。"babacar 这个名词是妈妈已经告诉过我的，它与小孩儿有关系，这个小孩就是苏萨小婴儿。

与母亲联接——抚慰

到现在，加布里埃尔正在把玩具小羊身上的彩带解下来，并且把它缠绕在自己的脖颈上。我看起来不经意地问道："babacar 吃什么东西啊？"她回答说："我不知道啊，我弄到了一个蓝色的……哦，不，这是一个气球。"（她拿着一个泄了气的气球，事实上游戏从开始就是对一些她现在所指的那些东西的无效操作。）

她现在开始拿起一个小巧的装饰着布纹面的电灯泡，灯泡上面画着一张男人的脸。她说："画一个小男人。"我又在灯泡的布纹面上画了一张男人的脸。

她拿了一些草莓色塑料小篮子，并且说："我可以把这些东西都装进去吗？"然后，她开始用一种非常谨慎小心的方式把一些东西往几个盒子里面塞。周围有太多的小玩具，而且大约一共有8个这样或那样的盒子。我对她说道："你正在制造小婴儿，就像是在做饭一样，把好多东西收集在一起。"她做了一个如此的评论:"我必须要整理好它们。不能让这个地方不整洁。"

最后,所有的细小东西都被装入了6个盒子里面。这时候我有点儿担心,我如何去做我必须要做的事情,我显然极想把有关黑妈妈的事情带进游戏中:"你曾经有过对妈妈生气的时候吗?"我把黑妈妈的想法和她与母亲的竞争做了联结,因为她们两个人都爱着同一个男人——爸爸。很显然,她深深地依恋着她的父亲,而且我在做这个解释的时候感到非常安全。在某种水平上,这个解释一定是真实的。

在她把所有的玩具收起来之后,她说:"我愿意去把爸爸和妈妈取回来。"当她走向候诊室的时候,她说:"我已经都整理好了。"

否认混乱、困惑

在这个过程中,加布里埃尔一直与我合作着,把所有的玩具都收起来放在架子的隔板下面,也包括她自己的泰迪熊,而且我们也给小羊的脖子上重新系了一个蝴蝶结。

然后,我与小猪猪的母亲做了一次会谈,在我们会谈的时候,爸爸在候诊室照顾着小猪猪。

与母亲的访谈

小猪猪的妈妈说,"最近小猪猪发生了很大的变化,一直表现出不健康的状态。她不再表现出顽皮了,而且对小婴儿妹妹表现的很友好。很难用言语表达她究竟是个什么情况。但是我们感觉她已经不是她自己了。事实上她拒绝成为她自己,而且说出了这样的话:'我是妈妈,我是爸爸。'她已经不再能作为她自己来表达什么了。她变得喋喋不休,大声表达一些不是她自己的想法。如果她认真地说话,她的声音非常的低沉。"作为一个小孩子，小猪猪表现出的自我独立性有点异乎寻常，而且对与人接触出奇的有信心。当苏珊妹妹出生的时候，妈妈很快就意识到小猪猪需要更多的关注。有一首歌曲 * 与小猪猪的婴儿期有关系，但是最近当父母唱起这首歌曲的时候，她哭得很伤心，并且说："停下来，不要唱这首歌了。"（和我在一起时，小猪猪曾经哼唱过一个小调；当我说："船已经起航了。"她感到非常高兴。我后来得知这首歌曾经是她父亲教会她唱的。）

她不喜欢的这首歌是一首德国歌曲，歌词中有一些夸张的英文单词，很显然歌词的含义非常接近母亲与孩子的亲密关系。妈妈的母语是德语，而爸爸是英国人。

关于黑妈妈和 babacar，这里有详细的资料，但是我不能清晰地理解这些信息。小猪猪的噩梦内容是关于 babacar 的，也有关于火车的。

进一步描述疾病

这个孩子并没有接受过如厕训练，但是当妹妹来到这个家庭时，她自我训练了一周的时间。她是那种一直不开口说话，然后有一天突然就能开口自由说话的孩子。她常常习惯于整天玩，但是自从变化发生之后，她就不再玩耍了，而是整天躺在她的小床上，不断地吸吮大拇指。她的身体平衡能力一直都很好，但是自从她发生了变化以来，她经常会摔倒、哭泣以及感到受了伤害。她以前一直有点霸道。她的妈妈只是围着她转，

---

* 父母的注解："我们把一个老曲调改编成了一首摇篮曲并且加上了副歌：'……妈妈和爸爸会在这里……'（也就是，当婴儿睡觉的时候，妈妈和爸爸会在这里。）很长一段时间，每当有人哼唱这首曲调的时候，她眼眶里就充满了泪水。我们现在为这首曲调填了新歌词（原来是一首合唱歌曲），现在有时候她喜欢这首歌，有时候当有人唱起来的时候，她会叫喊：'停下来'。"

尽量满足她的指使。从6个月开始，她开始崇拜她的父亲，而且就在6个月的时候她开口叫："爸爸!"但是她很快就忘记了或不再能够使用这个词汇。自从发生了变化以来，她似乎把妈妈看作一个与她分开了的人，而且变得对妈妈充满了深情，同时也表现出对父亲更加冷淡。

几天之后，在我与这位母亲的一个电话访谈中，得知在第一次会谈之后，小猪猪自打妹妹出生以来首次允许她自己像个小婴儿宝宝，而不再是常常提出抗议了。事实上，她又走向了轻便婴儿床，拥有了许多奶瓶子。然而，她不允许任何人称呼她为小猪猪。她要么是小婴儿，要么是妈妈。小猪猪们是坏的和黑色的。"我是个小宝宝。"母亲似乎感觉到加布里埃尔没有那么痛苦了。

她一直习惯于象征化她感受到的体验，正如母亲表达的那样。父母两个人都感到很无助。他们似乎不能够看到儿童通过自己的内心过程来解决问题，不能看到这种能力的积极方面。另一方面，他们对孩子目前的状态感到不满意也是可以理解的。

小猪猪躺在床上莫名其妙地哭喊着。当父母要向我告别的时候，她说："babacar，"好像是她忘记了什么事情。然后她说道："温尼科特医生不知道关于 babacar 的事情—babacar 的事情。"她又说到泰迪熊想要回到伦敦，去和温尼科特医生玩耍，但是她自己不想去。不经意地，她几乎想把泰迪熊留下来和玩具们在一起，但是在最后一刻还是想起了泰迪熊，她带着泰迪熊一起回家了。看起来她一直感到后悔没有能够告诉温尼科特关于 babacar 的事情。这提醒父母想起了前段时间孩子有过紧张感的强烈爆发，而那种痛苦与黑妈妈和 babacar 有关，后来

信任分析师

似乎这些痛苦"突然中断了。"母亲并不知道 babacar 的准确来
源，但是它似乎跟黑色、黑妈妈、黑色自我和黑人有关联。在
加布里埃尔表现好转的这段时间内，她突然看起来很焦虑并
说："babacar"，而且这让一切变得糟糕起来。这与一个想法是
一致的，那就是：这里说的黑色意味着憎恨在起作用（或着是
'幻灭'）。

                                                 幻灭

    这里还有另外一个细节，有时候妈妈必须'倒下'并让自
己受伤，然后小猪猪让妈妈好起来。这种情况一再证明了，如
果需要的话，小猪猪能够对妈妈同时表现出既恨又爱，以及有
能力攻击性地使用妈妈。对于这个现象，一定有人会提出一个
问题：'倒下'还能够让妈妈怀孕。这种方式就把爸爸的攻击也
包括进来了。

                                         两价性
                                       （Ambivalence）

一些评论

    我觉得访谈和母亲的报告，都证明了我一直把词汇"羞耻"
作为关键词语是有道理的。患者正处在建立并处理与母亲的新
关系的过程中，她需要思考对她母亲的憎恨，这是因为她爱父
亲的缘故。她对父亲6个月时的爱不能被同化在她的整体人格
中，而是停靠在她与母亲的关系旁边，对那个时候的她来说，
母亲仍然是一个主观性客体（a subjective object）。*
    与家庭新成员出生相关的变化带来了小猪猪的焦虑感，以

---

  * 为了讨论术语"主观性客体"，请参阅温尼科特（1971）的《游戏与现
    实》，London: Tavistock 出版社，p. 80。也可以参阅《成熟过程和促进性
    环境》，New York: 国际大学出版社；London: Hogarth 出版社，1965, pp.
    180-181。

及游戏中特权丧失的感觉和噩梦。然而，伴随着这些问题的出现，她开始逐渐接受这样一个事实，即妈妈是一个与自己分离开的人，因此，她的自体也就开始建立了，这个自体有着她自己的身份感，并且带着强有力地想与父亲亲密结合的愿望。我们可以推测，"黑妈妈"是她主观上预先构想出来的与母亲相关概念的残留物。

当我再次回想我们治疗会谈的细节时，我认为最重要的部分在开始阶段已发生过了。还记得当我做了一个"另外一个小婴儿"的解释时，小猪猪对此解释的回应是她声称并坚持自己就是小床上的一个小宝宝，然后，随之她就提到了与小婴儿来源问题相对应的一些疑问。这里表现出这个孩子的成熟性，而在这个2岁零5个月的孩子身上，这种成熟性并不总是那么清晰和明显。

下面列出了本次治疗会谈记录中的一些关键点：

1. "我害羞，"是自我力量和自我组织结构的证据，也是患者开始信任分析师作为一个"爸爸完整人"（Daddy Persor）的证据。

2. 问题开始于家庭新成员的出生和到来，这种家庭变化迫使小猪猪提前进入了自我的发展状态。她还没有准备好如何应对这种简单的两价性冲突。

3. 紊乱的一些迹象：babacar，一系列有关黑色的描述等；噩梦。

4. 交流沟通的能力。

5. 暂时性解决办法：退行变成小床里面的小宝宝。

父母的来信，父亲执笔

"感觉到您非常友善，能够找到您为我们看病非常的好。正当我们担心如何能够与您更好地沟通的时候，您打来了电话，这对我们有极大的帮助。

正如您现在所知道的那样，在小猪猪去看您之后的第二天，她躺在可移动的婴儿小床上吸吮奶瓶。我并不认为她用这种办法能够在那时完全满足自己，过了一会儿她便放弃了。现在她的身份是在小婴儿与大的妈妈（一个非常纵容的人）之间轮流转换，但是一直没有表现出她自己来。她甚至不允许我们叫她的名字或谈话时说她的名字。'小猪（Pigga）'（她说）'已经不在了。是黑色的。两只小猪都是黑色的。'

就寝时间仍然是一个非常困难的问题，她通常在早上9点或10点钟醒来，'原因是babacar。'在白天，玩得开心之后，她说过两次：'哭喊啊，妈妈'——'为什么？'——'因为babacar。'babacar通常似乎与黑妈妈有关系，但是几天前，第一次，好妈妈的想法开始出现并占主要位置了。尤其是那些似乎不是她自己的焦虑感和一本正经的小声说话行为，都不再表现得那么明显了。她主要是用它们来谈论巴巴（baba），巴巴（baba）是她的一个玩偶，不是她的妹妹。关于苏珊，她的妹妹（'Susan baba'），她与妹妹的关系也变好了——她似乎很真诚地同情妹妹，尽管偶尔也会对妹妹不好，她们会一起发出吵人的噪音来，以便分享极大的共同快乐。她曾经好几次提到温尼科特医生不知道babacar的事情，似乎感到有点懊悔，说：'不要带我去伦敦了。'也有一些事情可能是她在误导你，她说她是

负性移情——阻抗

乘坐轿车去看您的，这可能是个错误的信息（她实际是乘坐火车去的，虽然我可能也是误解，我没有与她核对过。）然后，过了好几天，这个主题没有被她再提起，一直到她想不起那首歌曲的时候，她要求我带她去见温尼科特医生；第二天，她又说不去了。然后，她玩起了一个游戏，让火车载着好多玩具去伦敦，而且'一边玩一边聊天'。最近几天，我被要求成为'小猪'（Pigga），而她是妈妈：'我将带你去见温尼科特医生。你要说不。'——'为什么啊？'——'因为我需要你说不。'

移情中的两价性冲突

最近两三天她一直强烈地要求我带她去见温尼科特医生；第一次是在我说她似乎有点儿伤心的时候，她说她整个上午都感到伤心：'带我去见温尼科特医生吧。'我说我已经写信给温尼科特医生了并且告诉了医生她有点儿伤心。昨晚，她做了一个噩梦（梦的内容是关于babacar的，还有那个黑妈妈，黑妈妈想要她的白薯，还让小猪猪变成了黑色，还会使她脖颈变硬），她说：'babacar是'ite'。'问她'ite'是什么意思，她说她会告诉温尼科特医生。她反复详尽地描述一个新的幻想，其内容为所有人都被泼溅上水，泥浆一样的水，或者在'哞…brrrrr'里面。

各种玩具混乱的反映

她仍然经常是无精打采和伤心的，但是玩的时间已经比以前多了，而且又开始对一些事情比较感兴趣了，这些变化让我们感到很受鼓舞。

与苏珊出生前相比较，她对父亲还是明显的冷淡了。看来她只能表现得脆弱些，这时她显然是一个小婴儿。不管是什么时候，当她激动或碰巧有新的事情发生时，或她遇到陌生人时，她都会说这些是以前曾经发生过的事情，'那时候我是一个睡在婴儿床里面的小宝宝。'我们无意中听到她在夜晚叫她自己小宝宝，她用非常温柔的语调对她自己说话。

前两价性妈妈的记忆和对现在真实妈妈的责备

我认为您是对的，我们曾经在理解她的痛苦时都显得太'聪明'了。我们对于没能安排第二个孩子再晚点儿出生而感到非常的难以理解、内疚和不可思议，她每天晚上近乎绝望地恳求——"告诉我关于babacar的事情"——让我们感到很大的压力并迫使我们必须说一些有意义的话。

我们从来没有告诉过您她在婴儿期的情况，她似乎表现得非常镇静和有信心与人接触，给人一种她能掌控她自己世界的感觉。我们努力保护她不受任何冲击以免让她的世界太复杂，我认为这一点我们做得很成功。当苏珊出生时，加布里埃尔似乎莫名其妙地变得和原来不一样了，而且不愿意进食。我们发现她变得软弱无力和瘦小了，这让我们很伤心，她自己很可能也有这样的感觉。这在我们两个人（父母）之间也引发了一段时间的紧张和不安的情绪。

尽管，正如您说的那样，她还没有到太糟糕的地步，但是她似乎不能完全找回原来的自己。我们认为您可能已经看到了一些典型的情景，这让您对她的情况有了更好的判断，这可能要比我们向您描述她在我们面前的情景会更有帮助。"

母亲写来的信

"在您看到小猪猪之前，我愿意给您再多提供一些信息。

她现在似乎控制得很好，已经开始能够非常合理地和有些伤感地看待一些事情。无意中听到她在床上说：'不要哭了，小宝贝，苏萨巴巴在这里呢，苏萨巴巴在这里了。'她说有一个妹妹是多么好的事情啊，等等类似的话。但是我感觉对她来说能做到这样，在某种程度上是她自己付出了很大的代价。

她用大量的时间来整理、清洁和清洗，特别是清洗所有的东西。另外，她玩的时间不多，经常感到无所适从，而且感到一些伤心。她用大量的时间来让她的巴巴（baba）（一个洋娃娃玩偶，是一个被高度理想化的人物）感到舒服。

在顽皮淘气能力中，自我发展了

她现在经常表现得很'顽皮，不听话，'例如，晚上上床睡觉的时候经常大声抱怨，等等。当她生气的时候，她就会表现得像气死过去并急切地说：'我是个婴儿，我是个婴儿。'晚上去睡觉非常的困难，并说：'因为 babacar。'

babacar 正在'从我这里拿走黑色给你，然后我会很害怕你。''我对黑小猪感到害怕，'而且最近经常能听到她说'我是坏人'这句话。（我们一直没有对她说过她是个坏女孩，以及诸如此类的一些话。）她对黑妈妈和黑小猪感到害怕，她说：'那是因为它们能让我也变黑。'

昨天晚上，她告诉我黑妈妈抓伤了我（母亲）的脸，弄坏了我的两只白薯，弄脏了我的全身，而且用'brrrr'杀死了我。我说她一定渴望再有一个友善和干净的妈妈。她告诉我在她还是个小婴儿的时候，她曾经有过一个友善和干净的妈妈。

关联到前两价性的主观性妈妈

她对将要见到您感到非常的高兴。有时候与她谈论去看温尼科特医生的事情比较困难。她仍然会玩游戏说：'你是小猪猪，我是妈妈，我要带你去见温尼科特医生，说不！'——'为什么？'——'去告诉他关于 babacandle 的事情'（babacandle 代替 babacar，她露出了诡诈的微笑，似乎是在掩盖 babacar）。

（顺便一提，以免理解她有困难。她还不会发 R 的音。她把 Roman 说成 yoman。）

父母焦虑减轻了

您将要为她看病，这让我们感到极大的轻松和安慰。我认为我们知道您做了许多事情，可以这么说，您让我们的行为更加自然，减少了对她勉强性的容忍行为，现在看来这些是有效果的。

她谈起了说想去看您，去告诉您关于 babacar 的事情。现在 babacar 似乎载着黑色从一个人转移到了另一个人。"

父亲来信摘录

"几周前，我的一个非常像个父亲的牧师朋友来家里喝茶，小猪猪感到非常的害羞。昨天，当我们谈起这个人的时候，小猪猪说：'我非常害羞'——而且我说他是'一个非常有爸爸味道的男人（这个形容词是她以前曾经用来描述这个人的），这让人会感到害羞。'她沉默了好久，然后说：'温尼科特医生，'然后又继续沉默。就这些。"*

---

* 第一次会谈中的线索能进一步地证实："我感到害羞。"

第 2 次咨询

（1964 年 3 月 11 日）

　　小猪猪（2岁零5个月）和她的父亲（母亲留在家里照看苏珊）一起来到了我工作室门前的台阶上，而且很快就进到了屋子里。她想直接进入咨询室，但是这需要等一会儿，于是她与她的父亲一起在等候室等候。他们在那里交谈着什么。其父亲好像正在为她读一本书。当我准备好之后，她很熟悉地径直走了进来，直接走向了位于咨询室后半部门后面的那些玩具。她拿起了一个小火车并且说出了它是什么。然后，她挑选出了一个新的东西，这个玩具是放洗眼剂的蓝色洗眼杯。

　　"这是什么？"当时，那个小火车让她很感兴趣："我进入了火车，这是什么？"她又说了一次，"我进入了火车。"对于能够理解她语言的父母来说，她说的话是很清楚的，但是对于我来说听懂她的话有点困难。然后，她拿起了一个黄色的小电灯泡，就是那个我们上次玩过的，上面画着脸谱的灯泡。

　　她说："让它病了，"我只好在灯泡的顶端画了一张嘴。然后她拎出来一桶玩具，把桶里面的玩具全部倾倒出来。她挑选 治疗的线索出一个中央打孔的圆形玩具，天知道这个玩具是从哪儿找来的。

"这个是什么？我没有见过这样的东西。"然后，她拿出一个小卡车，说：'这是什么？你知道 babacar 吗？'我问了她两次请她告诉我 babacar 是什么，但是她没有回应什么。'这是小猪猪的车吗？它是小宝宝的车吗？'随后我做了解释。我只能冒险了。我说："它是妈妈肚子里面的，那里是小宝宝出生的地方。"她看起来有点放松，而且说："是的，那里面是黑色的。"

似乎因为她已经说过的话，她拿过来一个装玩具的桶，故意用玩具把桶装的满满的。我尝试着用不同的方式来解释当下发生的这些事情。（她总是会做出一个手势来表明她认为我说的事情是好还是坏的）她最喜欢的解释似乎是"这就是温尼科特的肚子，里面不是黑色的"。我说了一些关于能看见有什么能进入那里的话，而且我记得上次我谈到了通过装满桶状容器和贪婪地吃东西来制造一个小宝宝。因为桶里面的东西太多了，不断地有东西掉下来。这是精心设计出来的效果，我的解释是，这就是在生病（不舒服了），正如她通过让我在电灯泡上端画一个大嘴巴来暗示表达的那样。现在我开始看到了所发生的事情：

口部受孕

> 我：温尼科特是小猪猪的小宝宝；它非常的贪吃，因为它非常爱小猪猪，它的妈妈，它吃的那么多以至于它生病了。
>
> 小猪猪：小猪猪的小宝宝吃的太多了。（然后，她说了一些关于坐着新火车来到了伦敦的话。）
>
> 我：你想知道的新事情是关于"温尼科特小宝宝"和"小猪猪妈妈"的，是关于温尼科特爱小猪猪妈妈、吃小猪猪和生病了的事情。

小猪猪：是的，你说得对。

可以这么说，到这个时候，这一小节的治疗工作已经完成了。

现在她玩起了许多面部表情的游戏。她伸出舌头旋转着，我模仿着做同样的表情，所以我们互相传达着有关饥饿、品尝和嘴巴声音的信息，以及有关一般意义上口部欲望的信息。这是一种满足。

非语言交流和解释

我说里面可能是黑暗的。她肚子里面是黑暗的吗？

我：黑暗是令人恐惧的吗？

小猪猪：是的。

我：你梦到过它里面是黑暗的吗？

小猪猪：感到害怕。

然后是一段沉默时间，小猪猪坐在地板上，显得非常严肃。最终我说道："你喜欢来看温尼科特。"她回答说："是的。"

巩固移情

我们彼此注视了好久。然后她走回去拿了更多的玩具放在了小桶里面，以便让生病的游戏再玩下去。她递给我一个电灯泡。

小猪猪：在上面多画点眼睛和眉毛。

这些信息的意义已经是非常清楚的了，而且我让它们更加清楚。在此之后，她拿起了另一个盒子并且打开了它。她在盒子里面发现了几个动物。她马上翻看那些动物，挑出了两个柔软的大一点的动物，一个是毛绒小羊，另一个是半人半羊的毛绒农牧神。她把盒子里面的小动物作为这两个大动物的食物，她往盒子里面又增添了几个小动物："他们正在吃食物。"她用盒子盖子盖住了一半食物盒子。那么，在这里是一种过渡现象，因为在她与我之间是一个大的绒毛动物正在吃食物，食物几乎都是小动物。所以，我解释似乎她已经用一个梦告诉了我这些意义。我说："这里是我，是温尼科特小宝宝，来自于小猪猪的肚子里面，由小猪猪生出来的，非常的贪婪，非常的饥饿，也非常喜欢小猪猪，正在吃小猪猪的脚和手呐。"

我也在提到所有其他部分－客体中时尝试使用"乳房"这一术语（我应该说"白薯"）。小猪猪严肃地站在那里，一只手插在裤兜里。然后，她马上漫步走向房间的另一端，她把那一端与成年人联系在一起。她长时间盯着窗台上花盆里面的番红花。然后，她走向了那把被她联想为妈妈的椅子，但在几乎要走到时，她又转而走到了那把被她联想为爸爸的蓝色椅子旁边。

她坐在那里，并且说她很像爸爸。我又一次说到了温尼科特是小猪猪的宝宝。

我：你是妈妈还是爸爸？

小猪猪：我是爸爸，也是妈妈。

我们看着动物们在吃食物，然后她开始玩房间的门。她设法去关门，但门不太容易被关上（那时门的吊扣需要修理了）。然后她索性把门打开了，朝着在等候室的父亲走去。我想我听到了她说的话："我是妈妈。"此时我听到了很多她与她爸爸的对话，我等了很长时间什么也没做。过了一会儿，她和她爸爸一起进来，拿着她的一种编织的帽子，以及整理好的一些东西，这意味着她认为到了该走的时间了。很显然焦虑正在运作着。然后，她与她的爸爸一起走回了等候室。过了一会儿，她穿着外套进来了，说："马上要走了。"

她走回了等候室。我重新读我的治疗记录。5分钟后，小猪猪大着胆子进到咨询室中，发现我还坐在玩具中间，我旁边

在移情中，温尼科特是贪婪的，同类相食的婴儿。

需要父亲与我沟通

怀疑她父亲是否有能力容忍她的想法

是装满玩具的小桶，小桶"是不舒服的，一直像是吐了满地的玩具"。她显得非常严肃，她说："我可以带走一个玩具吗？"我感觉我已经非常清晰地知道该采取什么治疗策略了。

    我："温尼科特是个非常贪婪的小婴儿，想要全部的玩具。"

    她坚持只要一个玩具，但我重复着在这个游戏中需要我说的话。最后，她拿了一个玩具到等候室找她的父亲。我听到她说："小宝宝想要所有的玩具。"过了一会儿，她带着那个玩具返回到咨询室，她似乎对我是贪婪的显得非常高兴。

小猪猪：现在温尼科特小宝宝拥有了所有的玩具。我要去找我
        爸爸了。

    我：你有点害怕贪婪的温尼科特小宝宝，这个小婴儿是小
        猪猪生出来的，小婴儿爱小猪猪，而且小婴儿想吃她。

    她走向她的父亲，当她离开房间时尝试着把门关上。我听到等候室里面的父亲在努力做一些事情尝试让她感到高兴，因为（当然）他并不知道他在这个游戏中处于什么位置。

    我让父亲现在就进入咨询室，小猪猪也随他一起进来了。他坐在了那把蓝色的椅子上。她知道一定要做些什么。她爬上了父亲的双膝，并且说："我有点害羞。"

    过了一会儿，她给她爸爸看温尼科特小婴儿，这个她生出来的怪物，正是它让她感到害羞："而且，那是动物们正在吃的食物。"随着她在爸爸腿上表演特技的同时，她告诉了爸爸所有的游戏细节。然后，她为游戏加了一个设计精巧的新片段。"我也是个小婴儿。"她一边大声宣布，一边从爸爸的两腿中间，以头先脚后着地的顺序滑到地板上。

    我：我想成为唯一的小宝宝。我想要所有的玩具。

小猪猪：你已经拥有了所有的玩具。

小猪猪是不贪婪的，温尼科特无比贪婪。

小猪猪在扮演妈妈的角色。

从爸爸的身体里面出生，似乎就像从妈妈的身体出生一样。

　　我：是的，但是我想成为唯一的小宝宝。我不想家里有其
　　　　他的小婴儿。（她又一次爬上了父亲的大腿，而且又
　　　　一次出生了。）

小猪猪：我也是小婴儿。

　　我：我想成为唯一的小婴儿（用不同的声调），我生气了吗？

小猪猪：是的。

　　我弄出了一个大的声音，打翻了许多玩具，击打我的大腿，说："我想成为唯一的宝宝。"这一举动让她感到非常高兴，尽管她看起来有一点害怕，她对她父亲说羊爸爸和羊妈妈正在吃食槽里面的食物呐。然后，她继续进行游戏："我也想成为一个小宝宝。"

　　一直以来她都在吸吮拇指。每次说到她是婴儿，她都会从爸爸的两腿之间生出来并滑落在地板上。她称这个游戏为"正在出生。"最后她说："把小婴儿扔到垃圾桶里面。"我回答说："垃圾桶里面是黑色的，"我尝试探索谁是谁。我发现我是加布里埃尔，而她是正在出生的新婴儿们，一个接着一个出生，或者是一个新婴儿重复地出生。某一时刻她说："我有一个婴儿，名字叫 Galli-galli-galli（参考 Gabrielle）。"（实际上，她的一个玩偶叫这个名字。）她继续玩着从父亲的两腿之间出生并滑落在地板上的游戏，而且她是一个新的婴儿。我不得不发脾气了，因为我是从肚子里面出来的温尼科特小婴儿——而且我是小猪猪生出来的——因此我毫无疑问非常的生气，因为我想做唯一的婴儿。

　　"你不可能是唯一的宝宝，"小猪猪说。然后，另一个小婴儿出生了，然后是另一个，于是她说："我是一个狮子，"发出了狮子的叫声。我一定是感到害怕的，因为狮子将要吃我。狮子

婴儿与加布里埃尔角色互换

似乎是我作为温尼科特小宝宝那贪婪欲望的再现，因为温尼科特小宝宝想要所有的玩具，想成为唯一的婴儿。

　　加布里埃尔按照我是不是对的而进行肯定的或否定的回答，比如她说："是的。"于是就有了一个狮子宝宝。

小猪猪：是的（发出了很大的狮子吼声）。

　　"我刚刚出生。里面并不黑暗。"此时此刻，我感觉我上次做过的解释有了回报，那时候我说里面的黑暗与对新婴儿的憎恨有关，而新婴儿在母亲肚子里面。现在她发展出了一个技术：成为婴儿，同时允许我代表她自己。*

（旁注）首次从黑色恐惧中感到解脱

　　这就迎来了一个新的发展。现在她找到了一种新的出生方式，先爬到父亲的头顶，然后顺着父亲的身体滑落在地板上。**这非常有趣。我感觉有点对不起父亲，我问那个父亲是否能承受得住孩子这样的折腾。

　　他回答说："没事儿，不过我想脱掉我的外套。"他确实感到太热了。然而，我们可以在这个时候结束游戏了，因为小猪猪已经得到了她来这里所想获得的。

　　"衣服在哪里啊？"她戴上了帽子，穿上了外套，在心满意足的状态中轻松地回家了。

一些评论

　　表现在本次治疗中的各个主题如下：

　　1. 用生病（不舒服）代表有了孩子（怀孕）。

---

　　* 妈妈评论说："在参与游戏与解释之间的刀刃上浮现出对移情的使用是多么令人惊叹的技术啊！"

　　** 被构想出，换言之，出生，作为心中的一个想法，想要的。D.W.W

2. 怀孕是口部贪婪的强迫性进食的结果（分裂功能）。

3. 黑色的内部，憎恨肚子里面及其内容物。

4. 在移情中通过把温尼科特变成了遭受丧失的加布里埃尔来解决问题，因此她成为了新的婴儿，不断重复地成为新的婴儿。

   与父母二人的暂时性认同。

5. 凭借温尼科特＝加布里埃尔＝贪婪＝小婴儿拥有了他自己应该拥有的各种权利。

6. 内部发生改变，不是黑色的。

7. 被构想出，也就是在心智中形成。心智在头脑中找到了位置，似乎它就是大脑的智慧了。

母亲写来的信

"当小猪猪从伦敦回来的时候，她没有提她会见您的情况，但在之后的日子里面玩的非常有滋味。

随着游戏的恢复，重新发现了自己的身份。

总而言之，我们感觉自从她上次会见您以来，她一直很自由和轻松。有时候她又独自玩耍，用我喜欢的她自己的声音说话。

关于晚上上床睡觉的问题，会见您之后的第二天，她说：'婴儿医生发大脾气了，婴儿医生又踢又打。我没有把他扔进sinni……（自己又纠正）扔进垃圾（也就是垃圾桶），也没有把垃圾桶盖子盖上。'

那天睡到半夜，她哭喊了：她'小便的地方'受伤了，她说。她必须去看医生。我说只是有一点发红，或者是尿布的问题，也可能有点擦伤。她说她擦伤了那个地方，那个地方像一列火车，是让她晚上感到害怕的地方。它让她变黑色了。然后，她说起了黑妈妈。我忘记了是怎么开始说起的，但是她接着继续黑妈妈话题时说：'我的那些白薯在哪里？'——'那些白薯在马桶里面，被水冲走了。'——'黑妈妈让我与她的玩具玩耍，她给我烘培放葡萄干的蛋奶糊'（我确实曾经把葡萄干放进烘培的蛋奶糊里面，这是她非常喜欢吃的东西）。她看起来非常的困惑，她说：'我非常生我爸爸的气。'——'为什么那？'——'因为我太爱他了。'

[我冥思苦想这个重现的"黑妈妈"的"善良好处"。似乎它与看到的好妈妈和坏妈妈同时作为同一个人是没有关联的。难道在她自己的好部分与坏部分之间仿佛有些混淆？抚慰坏妈妈的主题重新出现了。]

第二天晚上，她在床上兴奋地说话说了很久，但是我没有听见她说的话。

第三天早上，她对我说：'我去伦敦见温尼科特医生了。那里有很大的噪音。温尼科特医生非常地忙。他是一个小婴儿。我也是一个小婴儿。没有说到黑妈妈。他是个小婴儿，发了很大的脾气。黑妈妈对温尼科特医生来说非常的重要。'然后，她把一个安全别针塞进了水龙头。'我用别针使它更好些。'她又说出了一些关于水的事情。她对我说：'你进来了并且说它不太好吗？'我说：'那一定是在你的梦里发生的事情。''对，你来了，并且说它不太好，那里面很脏。'然后她又说了一些关于黑色妈妈的话，我听的不是太清楚。

近日我经常被告知黑妈妈来了，而且让（母亲）我也变黑了。在就寝的时候，我被要求给黑妈妈和黑苏萨宝宝'打电话'。接通后只限于说'你好。'

色情性兴奋和潜在的俄狄浦斯幻想

关于阴蒂自慰

也许与心智功能有关

这就使我想起了：在她这次去见您前1天或2天（这几天她一直抱怨说晚上做关于黑妈妈的梦）我问她：'你晚上睡得好吗？黑妈妈来过吗？'——'黑妈妈没有来，黑妈妈在我肚子里面'"

母亲写的另一封信

"我们计划将在4月中旬出去旅行大约3个周左右。

小猪猪一直被'黑妈妈'严重烦扰着。她一直做着噩梦，而且直到深夜了还不敢睡着。

'我没有告诉过温尼科特医生有关黑妈妈的事情，因为他非常忙。温尼科特医生很忙。他是个小婴儿，我很害怕把黑妈妈的事情告诉温尼科特。他非常生气，他是个小婴儿。我也是个小婴儿。如果告诉温尼科特黑妈妈的事情，我会感到害羞的。'

她对黑妈妈的主要抱怨是黑妈妈把小猪猪弄黑了，然后小猪猪又把所有人，甚至爸爸，都弄黑了。

昨晚，她从睡梦中醒来，'非常恐惧黑妈妈'，便要求她爸爸'给黑妈妈一些葡萄干'（小猪猪特别喜欢吃葡萄干）。

她也从睡梦中惊醒，非常害怕黑色苏萨婴儿，是苏萨让她变黑的。（前一天她推开过苏萨，这显得与大家有点疏远。）黑色的苏萨巴巴非常频繁地出现，而且在她睡觉前必须要给对方打电话。（苏萨巴巴是苏珊的指称。）

很强烈的成为她自己的倾向现在小猪猪几乎不怎么以妈妈或小婴儿的角色出现了。她非常的顽皮，有拒绝上床睡觉的意思，但是通常也是很痛苦的。现在又出现一个事情：'宝宝bablan'——这是一个签署在所有她写的信和她画的图画上的记号。它也被写在了每个信封上。我不知道它意味着什么。

我想我告诉过你小猪猪的宝宝被称为"加布－加布（Gaby－Gaby）"，我认为它就是"加布里埃尔（Gabrielle）"，只不过是她发音不准所导致的。[小宝宝 Gobla（不是 bablan）。我认为这是 Gabrielle 的另一个版本，就像 Galy－Galy 或 Galli－Galli 一样——我不知道这两个版本有什么区别。]"

更长时间之后母亲的来信

"小猪猪要求去见您，似乎非常急切地想见到您。当我说我们在去法国旅行之前没有足够的时间带她去见您的时候，她非常厉害地说：'有，有时间。'

今天早上，她在一阵子摧毁性暴怒中醒来，撕扯着她眼前所有的东西，然后退到了她的婴儿床上，她说她想去见温尼科特医生。然后她钻进了我穿着的睡袍，告诉我说她梦到黑妈妈在梦里把她吃掉了。然后她露出头来，问我她是如何被生出来的。我按照以前经常说的那样告诉她，她是怎么出来的，是如何被包进毛巾被里面的，是怎么递给我的。'你把我掉到地上了吗？'——'我没有把你掉地上。'——'是的，你就是把我掉地上了。毛巾被被弄脏了。'

最近她一直感到有些悲痛。我认为她一直跟我们在一起那么多时间对她来说是很大的压力。可是周围几乎没有其他的孩子。我一直想找一家幼儿园，可以每周照顾她一两个上午的那种。可是大部分幼儿园只接收每日托管的孩子，而我认为全托对她来讲时间又太长了。"

父亲写来的信

"我们很想让您知道小猪猪的一些情况。最近几天，她一直处于一种非常容易激惹和焦虑的状态中，而且一直说诸如此类的话：'我非常的担忧。我想见到温尼科特医生。'当问她为什么的时候，她总是说那是因为'babacar'和'黑妈妈'，或者'黑妈妈的白薯'的缘故。她也害怕黑色的苏萨巴巴：'我使她变黑了。'这也说到了黑妈妈的事情。她在上床睡觉之前，仍然不断重复着：'黑妈妈说：我的白薯在哪里啊？'在这之后的一天早上，她要求喝妈妈乳房的奶水。

几乎每天早上，她都想钻进她妈妈的睡袍里面，或者用小毯子把自己卷起来玩卷布丁（roly-poly）游戏。她似乎正在蒙受着极大的痛苦，就是曾经所谓的'罪恶感。'无论她打碎或弄脏了任何东西，她都感到非常的担心。有时候，她会出去四处走走并对自己喃喃自语：'没关系，不要介意，'声音低微且做作——有时候她冲撞了一下苏珊，尽管是偶尔的疏忽，她也会做出非常明显的类似反应。她很反感我们为她买的衣服，因为'衣服有太多的白色：我想要一件黑色的运动衫。'她说她可以穿黑色的衣服，因为她是黑的和坏的。

我们记录了她昨天的活动，虽然昨天的表现不是很典型。她昨天的表现比平常要糟糕，而且她一整天都跟着我们。在绝大多数的日子里，我们有个帮手，她叫她'Wattie'，Wattie是一个老妇人，上午与我们在一起。她非常依恋'Wattie'。

今天早上，她把她心爱的泰迪熊递给我们，泰迪熊的腿上被打了一个洞，所有的填充物都被掏了出来。她对此表现出了

抑郁性焦虑

黑色与罪疚感相关联

强烈的悲伤情绪。一整天，她一直都绝望地要求一些东西，通常我们都不会拒绝她索要这些东西，可她表现得似乎不得不大战一场才能从我们这里获得这些东西。她告诉她的妈妈她想结婚了。当时我们告诉她这可能是个好主意，但需要等你长大后才能结婚。她非常强烈地说，'不，不，我现在就是大姑娘了，'这意味着说她已经长大了不再需要这些玩具了。

这个游戏出现在了后面的治疗中

上床睡觉出现了一个新的情况——现在经常发生。她说她害怕黑妈妈在她睡着之后到来。在晚上10点，她把所有的寝具都放在地板上。她不上床，并坚持要带一把她的椅子拿到隔壁屋里去。我说这把椅子是你的，这把椅子只是需要一个垫子：'一个黑色的垫子，她说：然后我可以坐在上面。'——'是因为你是黑色的吗？'——'是的，因为我把黑妈妈打成了碎片，我很害怕。'——'不要害怕。'——'我应该担忧。我的屁股下面疼的厉害：我可以涂点白色的药膏吗？'这些祈祷、最新的解释和全力要求被保护，被她一遍又一遍地重复着。"

从不成熟逃离到成年期的想法里面

与强迫性摧毁相关的罪疚感

使用魔术性方法来避开害怕的想法。

附加记录："'我要把温尼科特的玩具都清理开了，以免我打碎了它们。'小猪猪上次来看您时坐在出租车里面说的话。那天我忘记告诉您了。"

第3次会谈

（1964 年 4 月 10 日）

　　小猪猪（2 岁零 6 个月）看起来比以前少了些紧张，这种状态一直维持没变。她似乎从她以前说过的那种真实焦虑状态中摆脱出来而进入了一种新的成长阶段。事实上，我现在认识到了她在以前的状态中是多么的焦虑，像个患有精神病的小孩。我走进等候室，发现她带着她的"婴儿"，一个裹着尿布和带着安全别针的小洋娃娃。她感到害羞，不愿意跟着我进入咨询室，因此我独自进去了。然后，我又去等候室带她进来，她给我看了一个装着沙子和小石子儿的口袋儿。这是从大街上弄来的。她还是不愿意进入咨询室，因此我说："爸爸也进来吧"（这是她想要的）。她带着那个装着沙子和石子的口袋，留下了婴儿宝宝。她父亲坐在咨询室成年人那部分区域的椅子上，有一半时间他与我们两个是被一个幕帘子隔开的。她径直走向了玩具，而且精确地做着与上次同样的游戏。

小猪猪：这是干什么的？

　　我：那就是你上次也问到的东西，我记得说过它："小婴儿

对像成年人那样怀孕感到失望的象征

是从哪里出来的呢？"

我问起了石头和沙子："它是从哪里来的呢？"

小猪猪：从大海来的。

她拿起了其他东西和水桶，很显然记得所有的事情。她复述了所有的细节：

小猪猪：这是什么？一列火车。一个引擎。轨道运输车。卡车。

她称一个玩具为"小狮子。"然后，她拿出了小男孩儿。

小猪猪：你还有另一个小男孩儿吗？

她发现了一个小男人和他的妻子。

小猪猪：我喜欢这个（男孩儿）。

她要我帮她让小男孩坐起来。然后她拿了另一个火车头。

小猪猪：我坐火车来伦敦看温尼科特医生。我想知道黑妈妈和
babacar 是怎么回事。

我：我们会设法搞清楚它们是怎么回事。

我暂时停止了说话。她继续挑选着玩具，挑出了一个印第安人（是由蓝色塑料做的）。

小猪猪：没有一辆车是属于我的。

她把所有的玩具都摆了出来，把它们一个挨着一个地摆放：

小猪猪：我想知道这是什么。你有船吗？我没有发现哪里是它
坐的地方（一个塑料的坐着的小玩偶人）。温尼科特不
是一个婴儿，他就是温尼科特。是的，它确实吓着我
了。不再是一个小婴儿了。

她显然没有很认真思考过重复玩上次游戏的想法。

小猪猪：我可以把桶里的所有东西都倒出来吗？

我：可以啊。当温尼科特是一个小婴儿时，那个婴儿不舒

服了。

然后，她谈到了用来装这些玩具的卡车。之后是另一列火车。她拿起了彼此一模一样的两辆车，对比它们，并把它们放在一起。

我：不像小猪猪和婴儿，因为小猪猪要比婴儿大。

她把许多玩具并排摆在一起，继续说：

小猪猪：这是什么？火车头。我进入出租车。你进入另一辆出租车吗？两辆出租车。去看温尼科特。去跟温尼科特一起工作。

然后，她试图让我设法把气球弄爆炸，我想这是她进入咨询室之后第一次让我做些什么。我弄了好几次都不成功。

她双手揉搓着气球，向我展现出了她的拉链，并说："上下反复拉它。"她又催促我把气球吹爆了。她说她有一只钢笔，可能是指称（唯一的）我用铅笔写作，即做记录。这时她在一个盒子里面发现了一些小动物，这使她想要一只狗，她伸手去拿狗。她视线范围内没有狗，但是她还记得上次游戏时有两只大的绒毛动物。她把这两只绒毛动物并排放在一起，然后把它们推到了地板上（她称这两个绒毛动物为两只狗，尽管其中一只是小鹿）。

小猪猪：有一只狗生气了。

两只狗打算去赶火车，然后她残忍地把它们压扁在地板上。

小猪猪：你有另一只狗吗？

我：没有。

她走到爸爸身边让他看三辆火车车厢。她与爸爸交谈着，她说到了各种各样的颜色，然后她扔掉了玩具，说："火车掉

主张我们一起工作。在这个阶段游戏的主题是沟通，而不是为了快乐。

对冷酷无情，或强迫性行为的焦虑

了。"她正在展示玩具是故意掉落的，并且暗示是在排大便。然后，她来到了我这边，努力把那个小男人和女人玩偶塞进了车厢。

小猪猪：太大了进不去。总有一天必须找到一个小一点的男人。

我：用一个男婴儿代替爸爸吗？

她朝着父亲走过去，并且开始使用他，我拉开了挡着他的幕帘，这使他成为游戏玩具情景的扩大部分。她走近她的父亲，而他（他明白他又要进入劳累的时刻了）脱下了他的外套。父亲把她举起来，举过了自己的头顶（上次的游戏又被想起来并重复着）。

小猪猪：我是一个小宝宝了。我想要成为 bryyyyyh……

我觉察到，这意味着排泄粪便。（父亲说过苏珊与他玩过这个游戏，他把苏珊举过自己的头顶，而小猪猪对这个游戏非常感兴趣，而且经常享受模仿其妹妹的游戏。这似乎是她在否认一个事实：她确实太重了，并不适合玩这个游戏。）

小猪猪：我是小猪猪。

逐渐地她开始生了出来，她从父亲的两腿之间降落在地板上。

小猪猪(对着我)：你不能成为小婴儿，因为那样会让我很害怕。

从初级思考过程到次级思考过程（象征过程）

她设法用某种方式来控制局面，以便确保她是在玩游戏而不是真正进入了情境。上次治疗中她就进入了情境。最后，我问："我可以对小猪猪发脾气生气吗？"她回答说："现在生气吧。"因此我就生气了，并且我打翻了玩具。她走过来，把我打翻的玩具都捡了起来。

小猪猪：你为什么发脾气呢？

　　我：我想成为唯一的小宝宝，所以我生病了。妈妈却又有
　　　　了一个 bryyyyh 小宝宝。

小猪猪：妈妈没有 bryyyyh……，只是尿尿了。

　　然后她谈到了小猪猪的婴儿："我叫我的小宝宝为 Gaddy-
gaddy-gaddy（对比：Gabrielle，Baby-baby，Galli-galli-galli）。

　　父亲说这有可能与"Gabrielle"有关系。她指的是等候室
里面的那个洋娃娃婴儿。她通过说："Girlie-girlie-girlie，"赋予
这个词汇附加的意义帮助我们理解她的意思，这时她开始想起
了要回家（焦虑）。

通过前性器期的
怀孕想法偏爱生
殖器

　　我：这些事情让你感到害怕，因为我是一个发脾气的婴
　　　　儿。

小猪猪：非常地生气！　（于是我非常生气。我谈到了 bryyyyy
　　　　小小宝宝。）

小猪猪：不是，是苏萨婴儿。

　　我：我（我 = 小猪猪 = 婴儿）想让爸爸给我一个小婴儿。

小猪猪（对着她爸爸）：你将会给温尼科特一个小宝宝吗？

　　我说到小猪猪变得很生气，闭上了她的眼睛，不看那个已
经变黑的妈妈，因为她对妈妈很生气，因为爸爸给了妈妈一个
小婴儿。

小猪猪：夜里在床上，我感到非常的害怕。

　　我：做了一个梦吗？

小猪猪：是的，做了一个梦，黑妈妈和 babacar 在后面追我。

　　此时此刻，她捡起了一个中间有尖尖车轴的轮子玩具——
从玩具火车上掉下来的轮子——而且把这个尖轴车轮放进了她
的嘴里面。

小猪猪：这是什么？（有可能是说她拿的这个玩具是所有这些

玩具中唯一有危险的玩具，与她的嘴巴有关系。）

我：如果那个黑妈妈和 babacar 追上了你，他们会吃掉你吗？

她一直都在收拾玩具，显得很忧伤，因为她不能把一个玩具盒的盖子盖上。盒子里面的玩具太多了。

我：当你做梦的时候，你的爸爸和妈妈在干什么？

小猪猪：他们正在楼下与勒娜特（Renata）一起吃西兰花（勒娜特是新来的做工女孩）。勒娜特喜欢吃西兰花和晚餐。

小猪猪仍然在继续归置着东西。

我：我们已经弄清楚黑妈妈和 babacar 的事情了吗？

小猪猪：不，我想要我的小宝宝（洋娃娃），你能等几分钟吗？

她正在那里玩着门。

小猪猪：做温尼科特。爸爸将会照顾你。对吗，爸爸？如果我把门关上，温尼科特就会感到害怕。

我：我会对黑妈妈和 babacar 感到害怕。

然后她尽力地关上了门，去拿洋娃娃婴儿。当她返回来的时候，我说我很害怕黑妈妈和 babacar，但是爸爸在照顾着我。在她拿着洋娃娃回来之后，她与这个婴儿（洋娃娃）玩了许多游戏，词语"打开"和"关上"现在都指洋娃娃的尿布和它巨大的安全别针。父亲一直在这里帮助她玩游戏。她用了很长时间才把尿布裹上。

小猪猪：你想要一个'婴儿温尼科特'吗？稍后你可以有一个我的婴儿。

爸爸继续指导她裹尿布的技术并且帮助她裹尿布。

小猪猪：不要关掉它（别针）。

然后，她与其父亲悄悄地讨论关于给婴儿吃蛋糕和馅饼的事情。她说："她是一个非常 bryyyyh 的婴儿"（这意味着她拉下了大便，并且换了衣服）。然后，她走过来，让我看她的黑拇指，显然她的拇指伸进过什么东西里面。然后，她从她的口袋里面拿出了两个玩具雨伞，把其中一个放进了我的头发。她捡起她的婴儿，把两个雨伞插进了婴儿的头发中。她尝试着让婴儿坐进一个小椅子里面，但是她又有点嫉妒，干脆自己坐在了椅子上。然后，她想让婴儿看她在镜子中看起来有多么滑稽。

> 我：那婴儿是温尼科特吧。

小猪猪：不，是 Gaddy-gaddy-gaddy。

现在她准备要离开咨询室了，所有的玩具都归置好了。她为父亲拿起了大衣，帮助他穿上，然后她把那些装在小布袋子中的沙子和石块儿收拾好了。

> 我：好的，但是我们还不知道黑妈妈和 babacar 的事情呐？

她朝那些被仔细收拾在一边的所有玩具看了看，说："babacar 全部都收拾好了。"在我看来，似乎她说的是 babacar 与属于黑妈妈的 bryyyyh 和撒尿有关，而黑妈妈之所以是黑色，是因为自从爸爸给了她一个小婴儿以来，她就一直被憎恨着。

我一直坐在地板上，她与她父亲非常快乐地走出了前门。

遗忘防御混乱和焦虑

一些评论

以下是本次咨询中所呈现出的一些突出主题：

1. 注意到并延续了上次治疗中的游戏，这与延迟了的焦虑有关系。

2. *表现出新的能力：玩扮演游戏（因此是应对）而不是置*

身于恐惧幻想中——（a）减轻焦虑和增加距离（b）失
去了直接体验。

3. 通过把危险的车轮尖轴放在嘴里面去接近和面对焦虑，
   暗示着一个幻想：父亲的阴茎被母亲的口部贪婪地体
   验着。

4. 现在她的婴儿（洋娃娃）给了她一个机会，让她成为一
   个拥有母亲身份的女孩＝自体。

5. 围绕着爸爸给了妈妈一个婴儿的主题，在黑色与憎恨
   相关联的基础上，问题有了部分的解决，但也存在某种
   程度的理智化。

6. 黑暗被收藏起来了，例如，遗忘了。

7. 重要的是我还不理解她为什么一直没能够给我一些线
   索。只有她知道问题的答案，当她能界定恐惧的意义
   时，她也就让我的理解成为可能。

母亲的来信

"我愿意发给您一些有关小猪猪的记录，尽管我认为我的
丈夫在电话里已经告诉了您一些情况。

她从上次治疗回来以后一直处于一种不好的情绪状态中，
接下来的几天中发生了好多事情，特别是上床睡觉很困难。现
在她似乎又安静了下来。

近几天以来，她想成为苏珊的婴儿——这是一种严重受挫
折的情景，因为苏珊不能做出任何反应。当问到为什么的时候，
她说：'我正在努力喜欢苏萨巴巴。'

在她结束治疗后的几天中，她对其他孩子表现出强烈的攻

击行为。她有一个手套木偶，她对我说起了它：'让他害羞，然后我就能打他了。'

上次治疗会谈后当天晚上，她告诉我：'我很害怕黑妈妈，我得再去找温尼科特医生，新的温尼科特医生。'她总是用这种正式的方式来提出她对治疗的要求，只有在上次去看你之前，她用一种充满深情的方式反复地吟唱着：'温尼科特，温尼科特'。

现在她说过好几次她必须要去见温尼科特医生来解决黑妈妈的问题。'为什么啊，你没有告诉温尼科特医生关于黑妈妈的事情吗？''没有告诉，我告诉了他有关 babacar 的事情。''是那个婴儿从哪里生出来的事情吗？ baba 蜡烛（babacandle），通过烛光。'

她抱怨说她尿尿嘘嘘的地方有点受伤了。'是你摩擦那里还是尿布的原因？'——'摩擦了。那里是黑的。给我一些白色的乳霜抹上去让那里变好点儿。然后我就可以再摩擦它了。'

我们看到黑暗越过山脉来临。'当天黑的时候，我就会感到害怕。温尼科特医生不知道我害怕黑暗。'——'为什么呢？你没告诉过他吗？'——'我把所有的黑暗都收藏起来了。'

上次治疗后几天以来，我实际上是黑妈妈。她不相信我说的任何话。她打破了好几个东西，特别是那个她经常用来让自己成为"大糖宝宝"的糖罐，尽管这种做法是被禁止的。她似乎对她带来的任何形式的破坏都感觉害怕，如果破坏不能被马上进行修复的话，即使破坏的是不那么重要的东西。自从我的母亲来我们家做客以来，我母亲好像又成为黑妈妈的角色，因此小猪猪和我相处的挺好。于是我成为了小猪猪，而她是妈妈的角色。她现在不再是那么的焦虑和小心谨慎了。

昨天我们有两次交流,她说:'小猪(Pigga),你喜欢我吗?'——我:'是的,喜欢。'她:'你还记得我打破盘子的事情吗?'——她:'你喜欢我吗?——'是的,喜欢,你呢?喜欢我吗?'——'不,我不喜欢你。你是黑色的,而且你会把我也弄黑的。'"

母亲的来信,写在国外休假期间

"我们想再给您写信,因为我们非常担心小猪猪,我们希望您考虑一下她是否有可能需要完整的治疗——虽然我们不是很懂如何安排她做完整治疗,如果她需要的话,我们愿意配合。

恶化。
组织性防御的
僵化

最让我们担忧的是她的体验变得局限了,她似乎完全禁锢在她自己的世界中,仿佛不能触及外在的体验。纠缠在她脑子里面的一些想法(除了不断想要东西的想法)和她的外貌表现都是她婴儿时期经历的记忆(通常是传说的事情,家庭故事),那时她还不会讲话。

疾病现在组织起来了。真自体被隐藏了。

她说话变得越来越做作和声音低微,而且她变得越来越虚假和不真诚了。现在她竭尽全力地去吸引别人的注意,经常搞一些引人注目的事情。

驱逐自己的邪恶

她仍然在夜里感到非常害怕——现在上床睡觉前说话少了——然而,在夜里一般醒来几次,有时候哭着醒来。

她说,之所以哭泣是因为黑暗将会使她变成黑色。(她曾经进入我的卧室来查看我是否变黑了。)

在晚上,她想起了所有她在白天的伤害行为。(现在她有一种减轻攻击性行为的趋势,诸如:朝我头上扔石头,或者用盘子击打苏珊的手臂等。)'苏珊的手臂受伤了吗?''你的头

被打破了吗？'‘给我针线，我缝补我的小毯子。'‘你想要缝补我的头吗？'‘我缝不了你，你太硬了。'

抑郁性焦虑

还有一次晚上，她说：'你还记得医生用针扎我吗（注射）？'‘我必须要去看医生了，我得病了。我这里得病了'——指着她的小便处。"

自慰幻想

母亲的来信，写在休假结束回家后

"我应该告诉您更多有关小猪猪的事情。

在某种程度上我不能确定，我感觉她好点儿了。当她感到无聊、痛苦和不满意的时候，她可以忍受一段时间了，只是间或会表现出不能节制的破坏行为——胡乱撕毁东西，或打破东西，或把东西弄脏。现在她对自己的生活能表现出多一些的感受了，而且她的行为少了很多做作和不自然。

家庭环境为她提供了精神病院的住院情境，在其中她能够触及她的疾病。

我以前没有认识到她的破坏行为所导致的内疚感和责任感在她心理上产生的折磨程度。她提到对一周前的一次破坏行为感到极大的痛苦，那时我并没有注意到她的痛苦感受。当时在商店里面她不断地试图撩起我的裙子时，我扇了她一巴掌，之后我便忘记了这件事情。过了两周之后，她说：'妈妈，我再也不撩你的裙子了。'

或者：有一次我带着她的小妹妹苏珊，不小心碰了她一下，她靠住了房门并哭了起来。小猪猪说：'那是你的错误。'我说：'是的，是我错了。'小猪猪此时很担忧，说：'你会梦到现在这件事情吗？'她的担心如同曾经在夜晚做梦一样，那时她害怕黑妈妈和 babacar 把自己弄黑了。

近日来，谈论死亡的事情变得很突出了。昨晚她非常急切地想告诉我有关黑妈妈的事情。一开始她说话声调正常且平稳：'黑妈妈说了：我的两个白薯在哪里啊？我的白薯在哪里？'然后，她又说：'黑妈妈拥有海滨和秋千。'（我曾经第一次带她去海滨玩的时候，她很喜欢荡秋千。）我说她似乎并不想让黑妈妈拥有这么好的东西，是吗？她说：'是的，我想弄坏它们。我想弄坏你们的东西。'然后，她说我有大白薯，而且她想要它们。之后她似乎有点混乱了，她说我想要她的大白薯，而且看起来非常糊涂。我说她有小白薯，而且当她长大以后，她将会拥有大白薯了。'是的，当我会做饭的时候。'（我曾经在我回到家时告诉过她，我必须要快点，因为我要为爸爸和我自己做晚饭。）我说：'你已经开始能够做饭了，你确实烘培过蛋糕。'她说：'是的，我只会做死的东西。'然后，她说：'生活是困难的'（重复我说过的话），'它伤害了我'（她自己加的话）。

忧郁性抑郁症

她偶尔或不经意地提到你，例如，她突然说，她想去玩温尼科特医生的玩具，并告诉温尼科特医生有关黑妈妈的事情，或者制造一个村庄，有一间房子是温尼科特医生的家。"

母亲的来信

"已经得到确认，小猪猪将和他父亲一起去看您。

已经有两天了，晚上上床之后，她一直要求吸吮我的'白薯'（乳房）。她的要求是如此强烈以至于我退让了。我问：'为什么要吸妈妈的白薯？''我想像吃棒棒糖一样吸你的白薯。'吸过乳房后，她向我要了一些可以吸吮和咀嚼的东西，然后把他们咽下了肚子。然后，她又开始恐惧黑妈妈，并想去看温尼科特医生。当我告诉她计划去看您的时间时，她说：'第二天，哦，第二天。'当我走出房间时，我听到了她悲伤的哭诉：'我想要我的孩子，我的孩子，我的 Galli—galli—baby'（Galli—galli—baby是她一个小洋娃娃的名字，过去她的很多游戏活动都是围绕这个洋娃娃进行的，尽管现在她不怎么玩这个小洋娃娃了，这个洋娃娃名字的发音与她自己名字发音差不多，因为她还不能正确发出这两个名字的音。）"

第 4 次咨询

（1964 年 5 月 26 日）

我后来才从电话中得知，加布里埃尔（现在 2 岁零 8 个月）正在火车上卷曲在其父亲的双膝上吸吮他的拇指来打发旅行时间。

当她进入咨询室后，她径直走向了玩具堆，说到："这里很温暖。我们是乘火车来的。你曾经看见……"

她拿起了几只小船，把它们放在地毯上。她伸手去拿了一只大毛绒狗玩具。她正在把火车头和车厢接合在一起。然后，自然而然地，她说："我是为 babacar 而来的。"

意识到需要帮助——具体的问题

这时我帮助她试图把一些火车车厢联接起来。她以我不是太能理解的一些方式摆了一些玩具。她说："（屋子的）窗户没有打开。"当我去打开窗户时，她说："我们打开了这里的窗户。"

我们重新回到了已经开始的游戏。

小猪猪：谁说这不是一辆漂亮的车！我非常喜欢来到这里。我是乘火车来的。爸爸正在等我吗？两间房子，一间是爸爸住的，另一间是我的。火车确实很摇晃、摇晃、摇晃。

她拿起了一个小木栅栏并折断了它，抽出一支小木棍伸进豪华轿车的车窗并使劲往里面捅。这是一个非常故意的行为。我说一些关于爸爸正在设法制造小婴儿（用轿车作妈妈）之类的话。她捅断了两支小木棍。

小猪猪：谁说这房间不暖和！节假日里房间是暖和的。我们变成褐色了。婴儿是褐色的，苏珊宝宝褐色的，我的妹妹。她正在缓慢地爬楼梯。她现在在小便壶上尿尿呐。"

诉诸于客观现实

我：她正在长大，不是吗！

她说了一些有关"长大"的事情，她手里正在摆弄着轿车。

她说："作为一个婴儿。能把所有的车都拿走。"她正在这里玩一些与轿车有关的游戏，而且在命名这些轿车的颜色。

小猪猪：两个轿车。温尼科特先生。你是温尼科特先生！！

这里有些东西是她想扔掉的。

调情的浪漫：
父亲移情

小猪猪：你听到夜莺在叫吗？很遗憾你住的太远了。（这与这样一个事实有关，就是她刚刚开始理解我不是她的一个近邻。）你还记得……

我：自从你上次见到我之后，我们已经好久没见面了。

小猪猪：因为我喜欢你炸毁这个气球。（有一个旧的老化了的气球，这个气球她玩了好长时间，扯来扯去的，而且有时候我会帮助她一起扯这个气球。）这里有一个教堂，上面有个尖尖的顶子。

她给教堂的每个角分别放了一辆轿车。然后，她对一个物体产生了兴趣，事实上她并不知道这是个什么东西。这是一个破碎的，圆形的物体，原本它是个能发出响声的陀螺。

小猪猪：这个东西是从哪里来的？（这个东西在第一次会谈中
　　　　出现过。）

　　我：我不知道啊。

　　她笑了，这与摇晃着摇篮有一些关系，摇篮上放置了一些
玩具来做示范。

小猪猪：谁说房间不温暖！小猪猪穿了一件带有拉链的棉毛
　　　　衫。（为了显示这个，她拉动了拉链，而且手肘撞击在
　　　　门板上。她撞得并不重。她认为撞击疼痛相当有趣。）

　　小猪猪拿出了各种各样颜色的小船，她说白色的一只是粉
红色的。她试图把这些船上下颠倒的立起来，可总是不能成功
（模糊不清的游戏）。这时我瞅了一个机会说："为什么你喜欢
我？"这时她说："因为你会告诉我有关 babacar 的事情。"我需
要与她讨论这个话题，因为我曾经说过这个词是错误的，显然
我没有正确理解她的话。我想让她帮助我理解她所说的这个词
是什么意思。

小猪猪：有一个黑妈妈。

　　我们尝试去理解关于黑妈妈发脾气或不发脾气的事情。她
手里正拿着一辆车在地毯上来回运动。这时我再一次提到，有
些事情与妈妈对加布里埃尔生气有关系，因为加布里埃尔也生
气妈妈又生了一个新的婴儿。从此之后，似乎妈妈变黑了。所
有这些事情都是相当模糊不清晰的。她正在独自一个人玩着一
些玩具，把各种各样的汽车分别分配给我或她自己。

"我"与"非我"
主题的第一个信号

小猪猪：我的鞋子太小了，我要把鞋子脱了。

　　我稍微帮助她把鞋子脱了。这说明她的脚发育长大了。

小猪猪：我正在长成一个大大的女孩儿（她继续说）pi pi pi（等
　　　　等，对自己说）。有一个可爱的女士正在等车，一个友

善的女士来接孩子。黑妈妈是不听话的淘气鬼。

她寻找火车头，并把它放进了什么东西里面，出现了一个大人物和 baba 的想法。

小猪猪：我们可以收拾玩具，把这些东西放一边吗（焦虑）？

把它们放到那里去吧。

她把一个睡莲扔进了废纸篓。

（这个睡莲是别人用纸折叠的，是上一个咨询中做游戏遗留下来的。）她收拾和整理好了所有玩具。没有表现出明显的焦虑。她穿上她的鞋子，沿着走廊慢步走向在等候室中的她的爸爸。过了几分钟，我听到他们在等候室中谈话。小猪猪："我想走了，请让我走吧。"等等诸如此类的话。我注意到了她相当程度上人格的成长，她表现出了一定程度的人格整合统一性，对我来说第一次在她身上看到被称为"镇静泰然"的表现。我想说她是开心的。她又进来咨询室说再见。爸爸试着劝说她多留一会儿，他说："不，你不能走。"小猪猪："我想要走了。"

我让小猪猪的爸爸坐在咨询室另一端的椅子上，而小猪猪坐在爸爸的双膝上面。现在游戏又开始进行了，她被夹在爸爸的双腿之间，变成了被爸爸生出的小婴儿。这个游戏被一遍又一遍地重复着。这个游戏让父亲感到身体非常疲劳，但是他不知不觉且很自然地按照他被告知的那样准确地做着这个出生游戏。我对她说，她与温尼科特在一起，而且想与温尼科特一起玩这个游戏，想把男人当作妈妈来玩出生游戏时，她是感到害怕的，这时候有爸爸在帮助她是非常重要的。父亲双脚上的鞋子在很大程度上也进入了这个游戏，此时双脚显的很冲突，不知道是把鞋子穿上好，还是脱下来好。过了一会儿，他们都坐

左栏旁注：

可能是俄狄浦斯恐惧所致焦虑的表现

这证明了对我看其他孩子的延迟拒绝

注意作为婴儿的镇静泰然（父母的来信 1964 年 1 月 4 日）

从被打击（自我勇气的失败）的反应中恢复过来了

两只鞋是乳房的象征

在了地板上，小猪猪紧紧地倚靠着父亲，此时我说道："我不知道 babacar 的事情。"

小猪猪正在愉悦地紧靠着父亲，跪在地板上，吸吮着他的拇指（这时候我还不知道她曾经在来我这里一路的火车上，也是卷曲在其父亲的双腿上，吸吮着父亲的大拇指）。我说她感到害怕了，因为我在游戏中已经变成了生气的小猪猪了。这时，她的父亲脱掉了外衣，只穿着衬衣努力参与着小猪猪玩的游戏。

在移情中，父亲被当作了母亲，把我安排成其他的角色（功用）

> 我：温尼科特变成了生气的小猪猪，而小猪猪自己是正在出生的小婴儿，让爸爸替代了妈妈。她很害怕我，因为她知道我一定会很生气的，而新来的婴儿正在吸吮爸爸的拇指（也就是，妈妈的乳房）。

她以一种特别的方式朝我看了看，我继续说："我已经变黑了吗？"她想了好一会儿，说："没有，"同时她摇了摇自己的头。

> 我：我是黑妈妈。

小猪猪：不是（一边正玩爸爸的领带）。

通过提醒她自己这个妈妈实际上是个男人来再一次让自己安心

她在吸吮爸爸拇指的时候，嘴部间断地频繁使劲并抽动，此时我做了一个相当准确的解释，认为她想完全拥有爸爸，结果是让妈妈变黑了，变黑意味着生气和愤怒。我似乎说道："她想把加布里埃尔扔到垃圾箱里面"（危险的评论）。她对此表现出了高兴的情绪，并继续玩爸爸的领带，并努力往上弄领带。她说了一些假装黑妈妈不在那里的话，这些话与黑夜有关系。

现在，父亲是真正的父亲。

她解开了父亲的另一只鞋，而且假如被允许的话，她可能把父亲全脱光。在这个过程中伴随着一种使妈妈变黑的想法。我又说了一些关于小婴儿出生的话，这次是说爸爸生出了小婴儿。此刻，爸爸正在弯腰系鞋带，而加布里埃尔已经站起来正往爸爸的后背上爬。

小猪猪：我能再爬上你的后背吗？

我继续说："把妈妈变成了黑色。"然后，加布里埃尔非常明确地说："妈妈想成为爸爸的小女孩儿。"

她的精力很旺盛，而且要继续玩这样的游戏，但爸爸已经感到疲劳了，他开始说不玩了。今天的天气很热。而且也已经接近会谈结束的时间了。

我：现在黑妈妈是温尼科特，他马上就要送小猪猪走了。
      他打算把小猪猪扔进废纸篓里面，就像那只折叠的纸睡莲一样。

本次咨询结束了，她表现得非常友好。我停留在原地没动，还沉浸在那个想成为爸爸小女儿且对加布里埃尔又生气又嫉妒的黑妈妈角色中。同时，我也是加布里埃尔，对妈妈生出的新婴儿很嫉妒。她向门口跑去，他们离开了，她向我挥手再见。她最后说的一句话是："妈妈想成为爸爸的小女儿。"而这句话是本次咨询中最重要的解释。

就是那天晚上，我在电话中得知她来看我的时候，在火车上卷曲着并吸吮父亲的拇指。那次咨询之后，她的穿着更像个大女孩儿了。她表现得自在安心并感到非常幸福。此外，在回家的路上，她一直在观察周围的事情，看到了猫和其他动物，也吃着东西，没找任何麻烦。她与父亲的关系变得开放且积极，而且很多退行性行为都不见了。当天晚上，她玩了一些建设性的游戏，这是以前不多见的。她的叔叔来访，她一开始感到害羞，但后来她表现得非常亲切和友好。最后，她上床睡觉，她突然说："我不知道谁是汤姆叔叔，谁是爸爸。"

我认为从这里有可能看到，她具备利用别人代表（象征）

另一个主题发展出来了，父亲就是父亲，而把分析师当作嫉妒的妈妈。

第二个主题建立了。会谈工作的线索。

这时我开始不能确定是叫她小猪猪还是叫她加布里埃尔，因为已经引入了"我—非我"主题。

进步和改善源自咨询中的工作

基本的父亲－母亲形象的能力，而且观察和讨论都可以看出她是按照自己想如何使用我们的方式来使用我和她父亲的，所以我们会依照游戏需要的变化来变换我们的角色。换句话说，重要的是沟通——被理解的体验。所有这些的背后是一种安全感，而这种安全感与真正父亲和母亲的现实情况相关。

可以这样说，现在已经发展出比较宽泛的游戏体验领域，包括交叉身份认同等。在反复的游戏行为中，已经有一系列装扮成母亲、父亲、婴儿等角色的行为，因此快乐游戏是不成问题的。现在，在游戏中感受快乐已经实现了。在沟通中，以及在对坏的、黑的、破坏性及其他想法的探索中，幻想的释放和表达走向了更大的自由。

一些评论

下面是本次咨询中所呈现出的一些主要主题：

1. 在来的火车上，蜷缩在父亲的双膝上吸吮他的拇指（咨询中，我还真不知道这一点）。

2. 男性性虐待行为的戏剧化。

3. 自然成长的想法，成熟。

4. 两次咨询之间的间期（否认的结束），我们之间的距离感。

5. "妈妈因为加布里埃尔是爸爸的小女儿，而对加布里埃尔生气"的念头展开——强烈影响着加布里埃尔因为爸爸生出了新宝宝而生气的念头。

6. 尿道区域性兴奋，阴蒂兴奋和自慰显然成为一些幻想形成的功能性基础，而且它们作为幼儿探索并获取信息的部分。

母亲的来信

"小猪猪要求了好几次说要去看您,她昨天玩的游戏就是
开着载重列车去伦敦。她建议说要去居住在伦敦乡下的祖母
(称作 La—la—la)家里做客。她玩了大概3个小时才去睡觉。已
经有几天了,她不让我亲吻她,以防我把她弄黑了,但是她一
直对我很热情,主动地亲吻我,这在以前是从来没有过的事情。

前两天夜里,她告诉我:我是一个好妈妈,然后她就凑近
我并用手指刮擦我的身体。她说她正在把黑色刮擦下去,然后
试图把黑色吹掉。

每天晚上都有一个相同的仪式,她说:'我将告诉你有关
babacar 的事情。……黑妈妈说,'我的白薯(乳房)在哪里?'
一旦我着急地问:'它们在哪里?'——'在厕所里,有孔洞。'
她完全全神贯注于白薯。昨天,她突然沮丧地说道:'遗憾啊,
我的白薯里面没有奶水。'当我向她道晚安时,她通常紧紧地
扣住我开襟毛衣的扣子,以便我的白薯不会'变脏和死去。'近
来,她一直对'死亡'很关注。有一次我说:'用不了多久,你
的白薯就会发育起来了呢。'——她说:'那么,你的白薯将会
死掉了。'

上次见到你之后,她非常坚定地说再也不去伦敦了。我问
她为什么不去伦敦了,她说温尼科特医生不想让我爬上爸爸的
身体。顺便提一下,在她小时候,她在家里几乎没有过这种攀
爬爸爸身体的行为。倒是她的妹妹,苏珊,会攀爬爸爸的身体,
而且妹妹的行为会让小猪猪感到极大的快乐。

有一次她对我说:'我尝试了好几次爬上爸爸的身体。温

尼科特医生说不要那样做'她说温尼科特医生知道了有关
babacar 的事情。

在她上次去看你的那天晚上，她说她不能把汤姆与爸爸区
分开，汤姆是她很爱的叔叔，她仅仅见过他三次。随后，她说：
'爸爸，汤姆和温尼科特医生全部都是爸爸男人，难道不是很有
趣！'出乎人们意料，她对她爸爸说：'温尼科特医生有很多有
趣的玩具。'接着她又说：'我不能区分开我的玩具和苏萨巴巴
的玩具。非常有趣的玩具。'

最近，她一直有个幻想，有两个晚上都重复这个幻想：如
果爸爸在厨房里面，瓶子就会破碎——玫瑰香蜜的瓶子（非常
流行的）和苏萨巴巴的瓶子——满地都是碎玻璃，小猪猪双脚
踩在上面。

男性功能等同于攻击，女性认同的恐惧，这些都意味着被打碎。

通常，就她自己来说，她偶尔感到非常抑郁，行为表现也
非常放纵地破坏和脏乱。这与超越她年龄和身份的理性妥当行
为表现轮换交替出现，她会进行大量的洗刷和整理——在我们
这个很随意的家庭中，她的这些行为显得很突出。"

抑郁症是完整自体的证据，表明承认了自体所拥有的攻击性冲动。在抑郁症幻想之中的是被隐藏的混乱，在行为方面，可表现为整洁。

第 5 次咨询

（1964 年 6 月 9 日）

现在加布里埃尔已经2岁零9个月了，而苏珊也已经1岁了。

天气有点儿热，我们打开了咨询室的窗户。我们时刻都能感受到外面的世界。因为天太热以及有点睡意朦胧，我的治疗记录有点模糊不清。

她正忙着摆弄玩具，父亲在等候室里面。她把玩具都拿了出来。

小猪猪：所有的玩具都解散了。我拿了其中的一个。我有很多很好的玩具（手里拿着一个篱笆）。你难道不去度假。

我：我会去度假的。

小猪猪：我有一个友善的妹妹。外出度假她睡在背包里面。有那么多的火车。为什么？（她正在修理一辆玩具火车，并需要帮助。这确实很困难。）我正在越长越大了。我马上要3岁了。你多大了？

我：我68岁了。

她重复了5次"68"。

这里也可能是指年龄之间的差距很大。

小猪猪：我喜欢你靠近我们（暗示我住的房子与她住的房子之间的距离太大了）。我马上就3岁了，我将会是一个喜欢游戏的孩子——一个没有生病的好孩子吗？（这里使人想到了疾病的象征物，装的满满、玩具快溢出来的小桶的象征。她正在给一个小人物玩偶做检查。）是的，我喜欢玩玩具。小孩子把我的玩具给扔掉了。

她尝试着各种各样的方式来摆放玩具（停下来听外面马路上车马的声音）。她把教堂摆成了一排（停下来听外面鸽子发出的"喔，喔"的声音）。

来自于外界的影响和打扰，因为开着窗户（自我稳定性不足）。

小猪猪：讨厌的噪音。

这时她正在思忖着什么。

我：你做游戏的时候，这些声音打扰了你。

小猪猪：我的鞋子太热了。

这时，她解开了双环扣的鞋带。她是独自解开鞋带的，这是相当了不起的技能。

小猪猪：我的脚趾——10个脚趾。全是沙子。

我：在法国吗？

小猪猪：不。

一架飞机从上空飞过，她的游戏又一次被噪音打断。她说："我坐过飞机。"

她摆了4个房子，又摆了2个房子，拿走了2个教堂，等等诸如此类。

焦虑开始以这样的方式表现出来："爸爸准备好走了吗？爸爸有点累了。"（可以参照上一次咨询时她结束的说法。）我回答："他正在等候室里面休息呢。"

这时传来咬牙的声音，于是我问她的牙在咬什么。

小猪猪：你喜欢涂了黄油的面包吗？

　　我：这好像在吃饭啊。

小猪猪：鹅，鹅，呆头鹅（自始至终背诵着这句话）。这儿有个好玩的玩具（又是一个旧的发声陀螺的残余零件）。我可以把它摔到地板上，还是不可以？

　　她把陀螺准确地抵在她的下巴尖上："我能听见有水滴答的声音，滴答，滴答"（意思是水落下来，水从楼上或从水管中落下来的声音）。她拿起了小水桶："这里没有太多的玩具。我可以把玩具收满满一桶吗？"

疾病——强迫性贪吃所导致。

　　这里我做了一个评论，大致的意思是可能是感到饿了，而如果小桶装满了，可能就不那么觉得饿了，其实并不想吃饭，但是为了避免饥饿，需要填满了。她把房子排成一排，说："谁生活在这里？一位可爱的男人，一位女士——温尼科特夫人。"

强迫性行为，分裂功能的支配。

　　这时，她穿上了一只鞋，并把鞋带系好："我要回家找妈妈了"——而且她说出了住址。我回答道："这样的话你就会见到妈妈和爸爸了。"她重新开始玩游戏，似乎焦虑情绪溜走了，这与温尼科特夫人的想法有关系（在她的成熟过程中首次引入了温尼科特夫人的想法）。她把小桶倒空了，把小桶里面剩余的一点儿东西倒进了废纸篓。

　　然后，她用牙齿使劲咬一辆玩具汽车的轮胎。她试图把一只轮子装到汽车上："温尼科特医生，帮一下忙！"我们一起把两只轮子装到了汽车上。现在她有些疑惑，如何腾出空间把几只小船也装到汽车上去。

　　我：当爸爸和妈妈在一起的时候，才能有空间把它们装上去。

小猪猪：太大了。现在孩子长的太大了。

　　窗户外面的过路人，然后是飞过飞机的噪音，打断了我们的游戏过程。由于被外面的噪音扰得心烦，小猪猪显得有些焦虑，但开着的窗户是现实的因素，是不寻常的（平常是不开窗户的），很难排除房子外面的干扰。今天的天气非常热。

所有这些发生的事情都是模糊的，而且也不能清晰说明各因素之间的联系。我就听任它们那样发生。现在小猪猪似乎要进入今天的工作重点了。她有点心不在焉地抚弄着她漂亮的直发，说道："我的头发有点卷曲了。"* 我运用这个材料做了一个解释。

头发卷曲的象征化，婴儿

　我：你想要一个属于你自己的婴儿。

小猪猪：可是，我已经有一个 girlie-girlie 宝宝了。

　我：不是，我不是说苏萨巴巴。

小猪猪：一个躺在我床上的宝宝。

　我：在你的卷发里吗？

小猪猪：是的。

游戏重新开始了，她拿起了两只小船，把其中一只放在她脚边的鞋子上。她想去找爸爸，让他看看这两只小船。

小猪猪：谁爱爸爸？是 babacar 和妈妈。

她走去向爸爸展示那两只小船，而且要关上房门。

小猪猪：我一会儿就回来了。帮我把门关上。（关门确实很困难，而且门也需要调校了。）

她让门上的猫眼开着。她正在"吃"那两只小船。我说："吃东西可以制造小婴儿。"她收拾好了所有的玩具，把爸爸拉了过来。然后她说："我们走吧。"所有的玩具都被分类放在原来的

---

* 妈妈的注解：苏珊的头发是非常卷曲的，因此凡是见到她的人都会对她的卷发发出惊呼和赞叹。

位置上。我做了一个解释："你非常害怕被人发现你自己吃小船想生个小宝宝。"

小猪猪：我应该向爸爸说"你好"吗？（她走出去又返回来。）

我是不会再回来了。

我能听到她爸爸在劝说她返回来，而她跑来跑去的。她父亲走进来并坐在椅子中，这时他与我有一小段交流，因为他需要与我交流一下。然后，他们父女两个人便回家了。

这次咨询快要结束时我做了记录，尽管我的记录是粗糙和不完整的（部分原因是由于天气太热和我打瞌睡），现在清晰的一点是，她通过吃东西已经有了属于她自己的婴儿。这是她来这里所做出的工作成绩。

一些评论

1. 高温天气，及其导致的结果。
2. 对卷发的评论和我的解释。这似乎是这次咨询工作中非常重要的内容和任务。在前性器期的幻想中，她怀上了属于自己的孩子。
3. 通过吃东西制造婴儿——与其相关的焦虑。
4. 从妈妈乳房到爸爸阴茎的发展（成熟）过程。
5. 在她的成熟过程中出现了温尼科特夫人。

母亲的来信

"自从小猪猪去见您以来，好长时间了每天晚上那些关于黑妈妈的冗长废话基本上不说了，而且似乎她也不害怕去睡觉了。

有一次，她又谈起了黑妈妈时说，'带我去见温尼科特医生，他能帮助我。'那时仅仅是为了阻止她的想法，我说，'可是，他已经帮助过你了。''是的，不过我已经收拾好了黑妈妈。'我只是'嗯哼'了一声。然后，她说了一些有关什么交给了废纸篓和梦见一些感受的话。您可能知道她说的是什么意思。

有两次她急切地要吸吮我的乳房，而且她似乎格外地享受这个时刻。当她谈起这些事情的时候，她会把所有格'我的'与'你的'相混淆。

在一次争论有关她虐待其小妹妹的事情之后，她亲吻了她的爸爸和妹妹，然后对其爸爸说：'不要吻我啊，你会把我弄黑的。爸爸，黑色是什么？'

我丈夫并不确切地知道您是怎么看待小猪猪的，因为在上次咨询结束时，他与您的交流由于她在场而不能自由说话。

当您告诉他您发现她与您的交流是'正常的'，但是她与分析师的互动也引发了分析的主题，我不确定您的意思是说她需要一个常规的分析，而仅凭这几次您给小猪猪的会谈，您并不能在一个足够深的层面上针对这些主题工作，因此给我们推荐了这位医生（参见注释2）；还是说您并不认为有更深入的工作需要做，除非我们感到非常焦虑。*

我有一种偏见，喜欢让事情按照它们自己的方式发展，而不是去干预它们，除非是它们真正需要干预。

---

* 就在为加布里埃尔做咨询的同时，一个接受我督导的分析师曾经问过我关于3岁孩子的事情，我想到了把加布里埃尔案例提供给他做参考。我这样做有点儿反常，而且让我感到内疚，因此，当我与她父亲提到这个主题的时候，我感到有些混乱。然而，以我仔细考虑过的意见，咨询会谈是"按需索取"的事实并没有改变儿童是在接受分析的事实。D.W.W

　　她仍然会突然变得（似乎像）抑郁，那时她便卷曲起身体并吸吮自己的拇指，或者坐在那里用快速而不清晰的声音叫喊着，而对自己一点儿办法都没有。在其他方面，她似乎表现很好，而且非常活泼，但我不能确定她是否有机会恢复在她妹妹出生时所失去的健康。她似乎时不时突然表现出令人极其痛苦的变化，而且她似乎成长得非常快，甚至有点不符合逻辑。

　　我想知道，没有进一步的帮助，她是否能够发现她的发展落后了什么。现在她可能知道这些，但是我不能判定。或者无论发生了什么，也许她一点儿都不知道。"

写给母亲的信

　　"谢谢你的来信。我正打算回答你的疑问，因为那天我对你丈夫说的话有些模糊不清。事实是这样的，那时我感到有些良心的不安，而且我必须要澄清一点，其实并不是我不同意为小猪猪提供常规的精神分析咨询。如果你们像住在伦敦一样方便的话，我想你们可能想为孩子做常规分析，更确切地说，如果方便的话那就可以做常规分析。但是，我可以肯定你们来到伦敦并住下来并不是很方便，而且长时间频繁地来回旅行也会带来许多麻烦和疲劳。比较好的方式是依照自然恢复，结合偶尔来看我，我可以顺势给一些帮助。

　　正如你所说的那样，小猪猪是一个非常有趣的孩子。你可能宁愿她不是那么有趣，但是她确实有趣，而且我认为她很快将会安静下来并且会变得非常正常。我认为许多孩子都有这样的想法和担忧，但是它们通常都不能被言语很好地表达出来，而在小猪猪的个案中正相反，在很大程度上，这既与你们对童年期问题相当明确的意识有关，也与你们对童年问题的较高容忍度有关。

我对小猪猪的爸爸稳定地坐在那里任凭小猪猪使用他所表现出的容忍能力充满了敬意，那时所发生的许多情况对他来说一定是无法理解的。"

母亲打来了电话

抑郁性焦虑

"小猪猪暂时好多了，但另一方面她又变得抑郁和无精打采，晚上不睡觉，脑子里面充满了有关死亡的想法。她做了一个梦：'没有一颗种子发芽，或仅仅极少种子发芽，原因是种子内部变坏了。'"

随后母亲的评论

"这个死亡主题是不是也与她自己必须被'整理好'的，也就是'要被弄死'的那部分有联系呢？例如，贪婪的、嫉羡的那部分？

我感兴趣的是她"整理好"温尼科特医生有多少次了，她通过让温尼科特医生独自待在咨询室里，然后她走出去到另一间房子，等候室里面，并关上了房门。"*

---

* 为了能够忘记，这样做有它的作用。D. W. W.

第 6 次咨询
（1964 年 7 月 7 日）

　　患者现在已经2岁零10个月了。我在门前的台阶上迎接她："你好，加布里埃尔。"我知道这次我必须叫她加布里埃尔，不能叫她小猪猪。她进入咨询室后立即向玩具走去。

　　我：加布里埃尔又来看我了。

加布里埃尔：是的。

　　她拿了两个大绒毛动物玩具放在一起，说："他们在一起，彼此喜欢对方。"她也把两节火车车厢连接在一起。

　　我：他们正在制造小孩儿。

加布里埃尔：不是，他们在交朋友。

　　她仍然在连接几节火车车厢，我说："你几乎每次来见我的时候都要连接火车车厢。"她回答说："是的。"

　　显然，连接火车车厢的游戏行为可以有很多种解释，一个人可能是根据他当时最合适的感受方式来进行这个游戏的，或者这个游戏在传递这个人自己的一些感受。我提醒加布里埃尔上次我解释说卷曲的头发可能与小猪猪有了属于她自己的孩子

自我关联性的
概念

有关系。

加布里埃尔：我想过这些事情。

然后，她对讲述和展示（这使我想起了电影《窈窕淑女》中的一首歌，"秀给我看！"）之间做了一个区别（用一些非常清晰的方式）。

我：你的意思是展现给我看要比讲述给我听更好些。

加布里埃尔拿起一个小瓶子，并发出了像里面有水一样的声音："当你发出大的溅泼声时，他们就会弄一个大圆圈。"她的说话咬字不清，而且有时候很难理解她所说的话："我有一个小的划桨水池，就在外面"（意思是在花园里）"和两座温室花房。有一个是我们的大房子，另一个是我的小房子。"

我：那个小房子是你自己。

加布里埃尔：只是你，（这句话她说了三次，然后：）只是加布里埃尔。只是温尼科特。

她把两节车厢连接在一起。

我：加布里埃尔和温尼科特成了朋友，但是加布里埃尔仍然是加布里埃尔，而温尼科特就是温尼科特。

加布里埃尔：我们找不到车了，但是我看见有个人在散步。我看见一个人在跑来跑去。是什么把它们牵引到一起的？

我帮助了她，她说："温尼科特手拉着手。"

她正在处理融合与分离之间的边界

这时一类身份建立了。我说了关于加布里埃尔和她与温尼科特、爸爸、妈妈，以及苏萨巴巴几种关系的一些话。加布里埃尔发出了加布里埃尔式噪音，并且说："苏萨巴巴发出了哇（wa）的噪音。"她把手横在她的嘴上发出了另一种声音。

她对这些多样的娱乐形式很感兴趣，不断地把手在嘴唇上放上和拿下，以此为乐。就在刚才，她吹出了一个放屁的声音，我说："也许这是加布里埃尔的噪音。"然后，她就以可识别的、具有特征性的态度说话了，这时我说："这种说话方式与爸爸有关系。"还有其他好几次，当她强烈地认同她的父亲时，她会用这种特殊的方式说话。

加布里埃尔：不要用那种方式说话(但是我们讨论了爸爸的话题)。

苏萨宝宝太小还不会说话。这个好玩的东西是什么？

她举起了一个手柄，手柄上面系了一些细绳。她想让我把它安装在火车头上，以便她可以拉着它在房间里到处走。她对玩这个玩具感到非常高兴。我解释说这是她记忆中的婴儿加布里埃尔，这时她说："不是，这是小妹妹，"然后，突然说："看看这个可爱的照片"(一个非常严肃的六七岁女孩儿的肖像，穿着相当古旧，这张照片一直放在咨询室里)。

"这个女孩儿年龄比我大。她年龄比我大就像我比苏萨宝宝的年龄大一样。她（苏萨）现在不需要扶着任何东西就能行走了。"(她一边说一边表演行走，跑步，行走，然后跌倒了。)"而且，她还能自己爬起来"(她也表演了爬起来)。

我：因此现在很多时候她不再需要她的妈妈了。

加布里埃尔：是的，很快她就长大了，没有妈妈或爸爸也行了，而且加布里埃尔没有温尼科特或完全不依赖任何人也是行的。有人将会问："你在干什么？"那是我的地盘儿。我想到你的地盘儿上去。快让开。

她正在用城堡之王的游戏 * 来说明加布里埃尔已经建立起

有意识地依靠成熟过程的操作

---

* Winnicott, D. W. (1966), 精神 - 躯体疾病的积极和消极方面。Internat. J. Psycho-Anal., 47:510-516.

了她自己的身份，并预料到这个身份将受到挑战。现在，她拿出了两节车厢，两只手分别握着一节车厢，两车的轮子相对着来回摩擦。

我：他们是在制造小孩儿吗？

加布里埃尔：是的。有时候我面朝天躺着，我的两只腿朝上，这时太阳正在出来。不是在制造小孩儿。我穿着太阳裙和白色的短裤。

她一边摩擦着两辆车厢的轮子，一边表演和展示着面朝天躺着，把两只腿举在空中，便获得了阳光。

用两个人之间性交的一种形式的幻想来自慰

加布里埃尔：我有一双新鞋子了。（不是指她正穿在脚上的那双鞋。）

她解开了一只鞋的鞋带，正在脱袜子。她正在做"穿上－脱下，穿上－脱下（on-off）"的活动。她想让我看着她做这个游戏，看她的袜子，把她那肥肥的脚后跟伸进袜子上的一个破洞里。

我：你正在向我展示一个大大的乳房。

加布里埃尔：像脚一样。

她解开了另一只鞋的鞋带，让我看她另一只脚后跟肥肥的肉垫子部位。她开着玩笑，似乎一只脚已经用完了，在很多游戏中，她都有设计和创造。

加布里埃尔：从一开始就完全迈错了脚（这是个笑话）。

她交换了袜子并穿上，向装玩具的小桶走去。我说："加布里埃尔吃光了所有的人，所以她吃的太多了"（但是，那个时候小桶里面没有太多的玩具）。加布里埃尔回答说："她没有不舒服，也没生病。"

她有只脚没穿鞋，而且在玩的当中袜子也弄脱了。这时的

情况与袜子和鞋有点复杂的关系，她一直以熟练的方式坚持着
游戏，但是并不能玩的很成功。

识别和认识到了不成熟性和相对独立性

> 我：是不是感觉很困难！

加布里埃尔：是的，有点困难。

> 我：加布里埃尔还是不能完全做到离开妈妈，她也不能完
> 全成为一个妈妈。

因此，她来到了一个大火车玩具跟前，她说："我希望我们
不要来的那么早。"然后，她说了为什么她和她爸爸来早了的几
个原因。他们确实会在商店转一转，以免到来的太早了。

我感觉现在需要我帮助她系鞋带，这对她来说是困难的，
而且也被她允许了。我也帮她系了另一只脚上的鞋带。

加布里埃尔：我听到了有很大的响声（真实的）。

> 我：是有人发脾气了吗？

加布里埃尔：没有，苏萨宝宝发出的大声音。

身份感变得更清晰了

然后，她悄悄地说她要出去看看她的爸爸，于是她平静地
打开了房门，转身又关上门。她马上返了回来，她独自一个人，
不需要爸爸的陪伴。她把玩具推开了。

加布里埃尔：玩具都被弄乱了。你想说点什么吗？

> 我：谁？

加布里埃尔：温尼科特医生。

她拿走了一个大的毛绒玩具狗。收拾和整理玩具的过程极
其仔细和用心，她把各种玩具都分类收拾好。

加布里埃尔：哦，顶子掉下来了，没关系，妈妈在家里呢。

接下来，加布里埃尔非常熟练地把所有玩具都整理并摆放
好了，她说："你给玩具们找了一个很好的地方，难道不是！"
（实际上我的这些玩具都是混乱地堆放在书架下面的地板上

的。）她发现了一两个剩余的玩具还没有被摆放好，就把它们收拾起来，并说："我不能让我的玩具被扔在废纸篓里面。"

她现在走出了咨询室，而且所有玩具都整齐地被摆放在那里。她在外面的等候室里面与她的爸爸在一起，正在告诉他她刚才在干什么，而爸爸也正在与她讨论着什么。然后，她领着她爸爸进来了。她对他说："我想让你也进去，"但是她爸爸有点迟疑和退缩。他说："你进去找温尼科特医生吧。"

现在时间已经过了45分钟了，我准备结束咨询性会谈。他爸爸说："不，不，我不进去，你去找温尼科特医生吧。"

加布里埃尔：不嘛！不嘛！不！

我：进来吧，因为快到结束的时间了，进来呆一会儿。

她进来了，而且表现得非常友好。

她问我是否我计划休假，我打算怎么办。我说我计划去乡下，我自己去享受一下假期。这时已经到了本次咨询结束的时间，在她离开的时候，她说："我什么时候可以回来见你？"我回答："10月份。"

在这次咨询中，有一个重要的细节是患者身份感建立的时刻，通过城堡之王游戏，以及随后的从融合中分离的尝试使之完成。

一些评论

1. 我确信她一定是要作为加布里埃尔而被我迎接。

2. 身份主题的逐渐展开。

3. 城堡之王故事的陈述。

4. 与那些部分客体（part objeets）游戏指向了有关乳房的

想法（"穿－和－脱"游戏）。

5. 从贪婪转向食欲。

6. 从混乱进入整洁。混乱主题将要到来的预兆。

母亲的来信

"她晚上的睡眠又变好了。她仅有的一次对咨询的评论是：
'我本想告诉温尼科特医生我的名字是加布里埃尔，但是他早
已知道了。'她说这些话时心里感到很满意。"*

父母的来信，母亲执笔 **

"我不知道为什么我给您写信有点困难，也许我一直在很
大程度上与加布里埃尔区分不清楚，而且分离的不是很好，但
是我希望这个问题就让它自己解决吧。

加布里埃尔似乎一直表现得非常好，我的意思是她能够把
精力投在外界做一些对她自己有意义的事情了，她也能够利用
和享受她拥有的任何机会了。

她不再那么害羞了，但是她发现她很难与其他孩子相处，
尽管她非常渴望与他们一起玩，她对这种人际挫败感到很痛
苦。她的痛苦很大程度上源自于被拒绝和幻灭，因为她对与小

---

* 这个细节显示了我在台阶上迎接她时所获得的最初信息是多么的重要，
我感觉我必须叫她的大名加布里埃尔（Gabrielle），而不是叫她的昵称
小猪猪（Piggle）或者是与她许多角色中相关的任何一个其他的名字。
D.W.W

** 这里就不报告电话交谈的内容了。

朋友们的相处寄予了非常大的期望。

她与妹妹相处得非常好，尽管有时还有些快速的攻击行为——诸如在马路当中把妹妹击倒，声称因为有个小妹妹她感觉非常累。除了偶尔几次这样的行为之外，她能很尊重地对待妹妹，而且带着同情心去理解妹妹，这给我们留下很深的印象。

对我来说，仍然在相当大程度上似乎有点虚假的幻想：我不知道在多大程度上她能按纳她自己，以及在多大程度上她是在合理地和有效地防御有点爱管闲事的父母。*

只有最近这几天，她又开始不怎么很好地睡觉了，黑妈妈的话题又开始出现了，而且又开始说要去见温尼科特医生了。她似乎非常沉溺于被毒害的想法中，而且她一口咬定她吃的浆果是有毒的，告诉我们她可能将要病到什么程度了。她还坚持她的'brrr'被卡在她的身体里面了，尽管她似乎并没有表现出躯体性便秘的症状。但是所有这些问题并没有在剩下的夏日里表现出来。拥有您的电话号码对她来说有很多意义。

当她的问题似乎要变得恶化并有进入恶性循环的趋势时，您似乎让她有了很大的改变，而且让她的问题进入一个运转和发展的状态。像苏珊出生前那样，她现在甚至看起来更像那时那个结实的女孩儿，而且在某种程度上看起来已经恢复了健康。"

---

* 这能够联系并指向到我一直对黑色现象所持有的不理解和无知吗？ D.
W. W.

我写给父母的信

"我收到了加布里埃尔寄给我的明信片。我想你希望我再见见她，而且也希望我会为她预留时间。然而，你可能认为我隔开几个周再见她是个好主意，如果是这样的话，我希望你能告诉我。

从我所看到的加布里埃尔，以及从你来信的描述来看，我确实感觉到我们一定不能仅仅认为她有病。她在很多方面是健康的。也许你让我知道了你想让我做什么。"

[这时我想起了我的偏好，这个偏好已既成事实，那就是我没有为下一次的治疗预留出时间，但是我也认为这些父母们有一些特殊的原因使他们并不相信儿童自我的发展过程，其实在这个过程中，孩子有可能看到她可以不依赖治疗也能成长和发展。]

父母写来的信

"非常感谢您的来信，以及您提供的约定会面机会，我们将非常高兴地准时赴约。

我们也感觉到加布里埃尔不能够再被认为是一个有病的小女孩儿了。而且，她自己的许多方面似乎又开始变得生动起来了。然而，她仍然会表现出一些非常明显的痛苦和焦虑现象，有时候这会导致她完全切断自己与外界的联系和所有感受——因此，她过着言语非常清晰的，但情感很平淡的生活。

在我们上次给您写信的时候，她刚刚开始又表现出晚上入睡的困难，在过去的大部分夏季时间里她的睡眠一直很好。现在她基本上是在入睡后大约3～4小时就起床了。

现在她有一个'友好的黑妈妈'，黑妈妈为她剪指甲（您还记得她曾经在晚上感到痛苦时抓伤过自己的脸吗，她近日来又有这样的表现了）。然而，黑妈妈出来用切肉的刀切掉了她的拇指。但是，她说她将会告诉温尼科特医生黑妈妈已经走了。

这一段时间里，她非常地担心我和她爸爸将会死去，但是她谈论这些担心时表现出面无表情和茫然麻木的样子。她对妈妈说：'我愿意你死掉。'——'是的，你也会感到伤心的。'——'是的，我会把你的照片放在我的衣服箱子里面。'

她对发生在父母之间她非常讨厌的事情发出了一些提示，而且当她看到她妈妈比平常更多地换衣服去洗澡时，她感到非常的吃惊和心烦。虽然，对这些事情多关注似乎是相当平常的，但是她感受到的痛苦和随后对感受的隔离性表现，以及晚上对这些事情的担忧，都似乎在向我们表明她可能还需要一些帮助。

我们带她去幼儿园参加那里的游戏小组，正如我们曾经告诉过您的那样，她感觉很难与其他小朋友建立关系，尽管她似乎想和他们一起玩：'妈妈，拿本书来，我感觉有点无聊，而且我不知道我要做什么，我也不能认识他们，所以，我不想让任何人看见我。'"

第 7 次咨询

（1964 年 10 月 10 日）

加布里埃尔（现在 3 岁零 1 个月）和她的父亲一起到来，她径直走向咨询室的玩具，当时我正坐在地板上，她弯下腰拿玩具，头已经接触到我的胳膊肘部了。她拿出了一个大的毛绒玩具。

加布里埃尔：我可以开始把房子摆成一排吗？你听见我的铃声了吗？铃声已经响了三次了。温尼科特先生*，这是什么？

我：它是卡车。

加布里埃尔：哦（而且，她开始给卡车连接什么东西）。所有的麻烦都没有了，因此我也没什么要告诉你的了。

我：我看见了一个没有任何烦恼的加布里埃尔，只是加布里埃尔。

加布里埃尔：我有一个令我烦恼的黑妈妈，但是现在她已经不在了。我不喜欢黑妈妈，而且她也不喜欢我。她总是

---

* 从这时开始，非治疗师温尼科特的迹象会反复出现。

对我说些废话。

她摆了一长排房子，组合成稍微有点直的 S 形曲线，两端分别是一座教堂。然后，她拿起一个上面画着人脸的电灯泡，说："我都把这个忘记了。"这里有些东西与对新婴儿出生的愤怒有关。她说："一个小女孩儿跟着一个大女孩儿正打算进入教堂里面。"这时有一些游戏没有被恰当地记录下来。这些游戏似乎是放进去一些东西去喂那些狗和牛——这些东西把那排 S 形弯曲房子的两端给弄乱了。

加布里埃尔：现在我们要修一条铁路。

她拿出两块儿石头，这石头是她以前装在纸袋子里面带过来的，袋子里面有一块石头比较大。这块大石头与黑妈妈有关系。当时她把这块大石头与两块儿比较小的石头联系在一起。

加布里埃尔：温尼科特先生，为什么你没有更多一些的火车呢？

她寻找更多的火车并且找到了，尽管她一定知道那些火车的来历，但还是问道："它们是怎么来到你这里的呢，温尼科特先生？"

现在有些车厢，一条公路和另外一块石头。她用手把这些玩具拨在一边，说："这个火车拉着两节车厢，现在……更多的船，车厢"（发出很多噪音，用一种无法理解的方式对自己说着话）。

过了一会儿，她通过看看我和露出想要得到回应的微笑来应对这些事情。

大概这与正在发生事情的不明确性有关系，这是因为她的退缩状态和她那让我无法理解的游戏方式。在游戏中的某个时间，她把一辆火车放在了船上，在某种意义上这是很不合理的举动，因为玩具火车要比玩具船大很多。

这时，她正在感受着个人内在的现实体验，只是模糊地让我知道了内容的一些细节

疑问：对休假提出抗议

加布里埃尔：你喜欢我的玩具吗？我喜欢，它们像法国玩具，

　　　　　不是吗？我们去过法国。在法国我不想要任何人跟我

　　　　　在一起。

提到了退缩状态

　　这时她正在玩非常小的木制火车，她拿出一些木头火车，把它们放射状地排开，并数着数，1，2，3。她把一支小棍儿插进地毯里面试图让它直立起来。我给了她一点帮助，并顺着火车跟在后面。她把连接着马车的牵引机朝我扔过来，差点打着我，因为她不想要这个玩具了。现在在她摆排玩具都是要经过仔细考虑的。在我和她中间，是排成 S 线形的、并且两端分别是一个教堂的建筑群，在她那一边是她自己和代表她自己的许多玩具物体。在另一边，也就是在 S 线形房子群的我这边，是她扔过来的牵引机和我自己，还有其他一些物体。这条房子组成的线是一个"非我（not-me）"的表现和象征形式。这绝对是一个经过她思考的沟通方式，以此来表明她已经完成了与我的分离任务，作为她自己的自体那部分已经建立起来了。当然，她也在利用这个游戏形式来防御自己被再次侵入。有时候会发生一些跨越这条分界线的事情。这些事情涉及一些汽车从她那边开出来，一直开到我这边，而且她说了一些"没有人知道怎么……"之类的话。

攻击性行为，把她的攻击冲动释放在外界，并指向我

　　最后，她清楚地感觉到有些事情发生了，因为她开始唱歌了，当我说了一些她有内在东西的话后，她用一个完整的句子说它们都被"藏起来了"（我特意在此做了一个注解说这是她自己的表达）。她正在对着她自己说："一个小男孩儿必定要与一个小女孩儿在一起，跟小女孩儿交朋友，理查德是我的朋友，还有莎拉"（和一些其他女孩的名字）。现在形成了两条分界线，它们分别是由一排房子和在一端聚集的其他玩具构成。其中一

个女孩儿名字叫克莱尔。*我想这与夏天度假有关系。她正在告诉我克莱尔居住的地方。

加布里埃尔：那是我有时去的地方。不，我现在不去。

她告诉我克莱尔住的那个地方目前正在流行腮腺炎，这使得她不能去那里。

加布里埃尔：所以我还真不能去看她们了，尽管我想去。我看不到她们，她们也不能来看我。我不知道该做些什么。这样的话我就去学校玩了。我喜欢去学校玩。因为有流行性腮腺炎，一些事情都受影响了。她们不能走出去或去晒太阳。她们想去，但是她们那里的腮腺炎不让她们去。妈妈担心我会被她传染上感冒。因此妈妈说"不"，然后她确实那样要求了，我有点害怕……我不知道我该做些什么。

检疫和隔离的主题与"我与非我"之间的防御性边界是一样的

我：我不太理解（我是依据身份感的建立来做的解释）。

加布里埃尔：现在那只漂亮的小船在哪里啊？我把小船放在哪里了？（我们找了找，没有发现它们在哪里。）它们在小桶里面吗？不，不在小桶里面。你看看我的脏手。（她手里拿着几只小船。）可是，其他几只船在哪里啊？我好奇它们去哪里了。这又是一只。我过去通常是知道小船放在哪里的。我过去习惯于你了，但是现在不是了。我成长了。它们一边走一边谈话。

孔雀 ＝ 温尼科特

有些话题是关于孔雀的。

加布里埃尔：但是，它们不能理解。总是咩咩叫着。孔雀只是摇着它们的头，好像在说不。它们从来就没说过"哦，亲

---

* 这里是一个纯粹的巧合，克莱尔是温尼科特夫人的名字！

　　爱的。"

　　加布里埃尔唱了一首歌，以表明"哦，亲爱的"的用处。然后，她摆了完整的一列小船，这列小船的方向驶离她自己："谁走进了这些船？"这时，她正在唱一首与船有关的歌。她又摆了一些船，我也摆了几只小木船："我们都制造了小船。现在我们要把它们收拾好。为什么你为我弄了那么多小船？这很有意思。"

　　她继续进行着游戏，游戏中她在自己面前摆了很多小船，船头都驶离她自己。同时有类似的一排汽车远远地驶去，还有很多其他的玩具摆在她那一边，被那条线隔开的是牵引机车和我。在房子线她的那边，所有玩具都是被她仔细摆排过的，以至于这些玩具彼此是不挨着的。她正在唱歌，内容是她有各种各样颜色的汽车。

防御：全然不相干的内部活客体和死客体，可控的

加布里埃尔：这根绳子是干什么的？我们把它放在这里吧。

　　我得把这条绳子截断，以便使长度正合适，然后她用绳子一头系在火车头上，拉着绳子另一头穿过了整个房间。

加布里埃尔：剪刀去哪里了？（她看见我用刀子截断绳子）。

　　我：我把剪刀放在楼上了（我通常是把剪刀装在口袋里面的）。

　　她返回去走向玩具。

　　我：你又准备要走了（因为我看见她正在收拾玩具）。

加布里埃尔：这些房子要放在哪里（等等）。

　　她递给我一个玩具火车，并开始向我这边扔东西，因为我在S形房子屏障线的另一边。"这是你的，"她说了好几遍，"在那儿。"现在她在游戏中很为难地表达着关于"我"的想法。她给了我一些东西让我保留着，一些她喜欢的东西。

温尼科特在那儿

加布里埃尔：当我再回来时，我希望看到你已经把玩具都收拾好了。

她似乎完全摆脱了一些事情的困扰，于是我做了一个记录，"终于自由了。"这种情况与 babacar 有些关系。她说："等一下。现在我要清扫一下了。这些是我们的。"她仔细地把汽车收拾好："我不想把它们弄坏了。"她数着火车厢："这些货车哪个最好呢？"然后，她把这些火车车厢漂亮而整齐地放倒："把这些玩具整齐地放好。"然后，她想起了那些石头："现在要把妈妈放好。温尼科特先生，现在这个放在哪里啊？"而且她继续摆着玩具，说："要整齐地摆放好它们。"她用放洗眼液的杯子玩着游戏，然后说："谁把黑暗的东西放进了玩具里面？"她似乎收拾的差不多快要结束了，这时她取来一捆绳子，把它放进了小桶里面。还有一个小箱子，里面放满了剩余下来的玩具："这是我们的。现在这个放哪里啊？现在有点整齐了"。还剩下一个箱子。她把这个箱子也放整齐："现在要整理垫子了。这地毯的布料是多么好啊！谁给你的地毯啊？这地毯有点硬（细灯绒条布织的，上面是'很好'的东方垫子），不是那么很好。它只是让地面显得安全些。这个垫子是由很好的材料做的。这个垫子也是一样（朝椅子走去），还有这个。"她朝着躺椅走去，并且检查了做躺椅和躺椅垫子的材料。她继续检查着，并且说："而且，这个椅子做得非常好。"然后，她走向了爸爸，并拉着爸爸回家了。

左侧旁注：
通过超我的建立和接受来管理焦虑

对外在客体的观察，客观性

一些评论

1. 她自己以她自己的身份出现，不是因为困扰。

2. 能够清晰地表达"我和非我"。

3. 相互沟通试验。

4. 检疫隔离。在"我和非我"之间的防御墙。

5. 在整理和收拾玩具中对外部客体的管理和控制。

6. 客观性，关于外部客体的。

现在，她对现实的（也就是非治疗性的）温尼科特先生和他的家（夫人）产生了某种程度上的正性移情。

一个人能够预期地认为黑色现象也可以变成现实世界中外在客体的某个方面，而且能够让它们与她自己发生分离。

在防御性组织中，迫害性的黑色属于退行性融合的残余物。

父母的来信

"加布里埃尔又愿意去看您了，我认为虽然她是很急切地想去看您，但是她向我们提出请求时又犹豫不定。她建议说我应该送您一件礼物。她也想送给过去一直为我们做家政服务的女士一件礼物，这位女士非常的温柔和友善，她已经离开我们了。*

---

* 感激之情意味着能够接受，对分离的接受，对现实原则的接受，是幻灭的收获和成就。D.W.W

黑妈妈的主题又一次突然出现了，虽然出现的方式不一样：'我不再给黑妈妈写信了……她给了我一个可爱的花瓶，里面插着一些可以生长的东西。'（'那个瓦特，'每天都帮助我们的，我们大家都很爱的那个老年女士，曾送给加布里埃尔一个装在玻璃罐儿中的灯泡。）'我害怕黑妈妈。我还没有付给她钱。她送给我一个可爱的木制杯子。'支付、报答黑妈妈的事一直被她不断地提到。

最近，她又开始表现出晚上上床睡觉的困难了。在睡觉时，她需要把她的全部玩具娃娃、泰迪熊和书都放在她的床上，结果她只剩下一点点睡觉的空间了。近日来，在白天她倾向于表现出不好的行为，似乎我们的权威性和我们自己都变得毫无价值了。也许在表现出我们的坚决和主张我们自己的时候，我们有一点迟缓和宽松，而且我们也在尝试弥补这些不足。但是，在加布里埃尔表现好的时候，她确实是非常好的。"*

---

* 对处在疾病恢复期中儿童管理和养育的困难：问题是，什么时候父母应该对儿童坚决? 什么时候应该按照儿童的自然状态来对待他们? 也就是说，在家庭设置中，儿童需要从病理性超我向表现出自发性的儿童恢复。D.W.W

第 8 次咨询
（1964 年 12 月 1 日）

　　加布里埃尔（现在 3 岁零 3 个月）进来了，她说："我先玩这些玩具，然后再玩这个友好的（nice）、可爱的玩具。"她带来了一个很大的塑料士兵——"太好了（nice），我们要让他们所有的人组成亲密和友好的（nice）族群。"

　　我说了几句有关不可爱和不友好的事情也存在的话。她拿出了那个牵引机，说："这个是友好的（nice）。苏珊也养了一条狗。"她拿起一些绳子，她说牵引机可以安装固定在小火车上。"我们上了火车，"而且她把火车放在我们的背后（这非常有趣，而且在这个材料中可能有其他的意义，有一些肛门之类的暗示）。"温尼科特先生，你有很多列车。"她想让我帮助她固定住那些绳子。

加布里埃尔：这确实是友好的（nice）。我下午可能会来这里，
　　　　　难道不是吗？那将会很不错的（nice）。仅仅是为了来
　　　　　看看你（她正在把更多的车厢连接在其他车厢后面）。
　　　　　不要推动它们，这列火车。

主题是否认令人厌恶和不快及恶毒的东西

我：温尼科特这列火车住在哪里，住在这里？还是住在加
　　布里埃尔里面？

加布里埃尔：住在这里面（她指了指）。这列火车里面会发生什
　　么事情呢？而且这个东西会发生什么呢？（她发现
　　了火车车厢的一只铁钩子）。当我推着一辆火车——
　　哈！哈！哈！我快要碾碎这个士兵了，他疼的哭了。
　　他是从我家里来到这里的。噢，这是一列很友好的火
　　车。温尼科特先生，火车站在哪里啊？（我摆了两个
　　篱笆墙。）是的，那就是火车站。（她正在连接火车车
　　厢）。这就是火车站。我从温尼科特那里得到了帮助。
　　那是什么？

我：四个行李箱和其他什么的。

加布里埃尔：这里是另一辆安装有大火车头的老火车。我有一
　　双很好的（nice）新鞋。这是拉行李的货车。最好还是
　　上这列火车（这时，她正在安排和摆放那些货车和行
　　李）。苏珊是一个非常讨厌的人。玩智力拼图。她一过
　　来就把拼图弄乱了。我曾经推开她好多次，可她还是
　　会靠近。她是一个非常讨厌的人。当她长成大苏珊的
　　时候，她就能做我能做的事情了。她一直跟着我，并
　　且烦扰我。我想要一个新的婴儿，这个婴儿不会跟着
　　我，让我清净一会儿，而且还不会把东西拿走。

我说了一些内容是关于让她变黑的话。

加布里埃尔：不，那让她哭了起来。于是，我就朝她大声喊，我
　　感到非常生气，我的喊声更大了，她又哭了，之后妈
　　妈和爸爸都生气了。她像 Kiko，那是法国一只很野蛮
　　的熊。曾经他们两个都惹怒了一只像 Kiko 的熊。有一

只温柔的妈妈 Kiko，而宝宝在笼子外面，她在笼子里面。她很巨大，像妈妈肚子里面的婴儿。婴儿 Kiko 不待在笼子里面。那些猴子在笼子里面，一些狮子和熊也在笼子里面。

我：还有些什么呢？

加布里埃尔：没有奶牛和长颈鹿。几条蛇在笼子里面。还有几只狗也在里面，我想是这样的，不。几只猫也在。我们有一只黑猫。它每天晚上都来看我。我去了平台。那里有一只黑猫。我轻轻地推它。有时候这只黑猫在我的房间里。妈妈喂它一些吃的东西。这是为什么呢？（拐来拐去最后指向了家庭。）为什么是那样的呢？这是由弯曲的木头做成的。

我：是由弯曲的男人做的（想起了童谣，把我的思路拉回去了）。

这时，她正在用嘴咬着那个塑料男人玩具。我说她正在吃男人是因为她想吃我。

我：如果你要吃我，那就意味着你要把我放到你身体里面，那么你就不用担心我会离开了。

加布里埃尔：他坐在哪里呢？他有可能进入一间小房子。不是一个弯曲的房子，是这个（一间教堂）或者是这个。它是特别友好的（nice）一个房子。

她坐在那只小羊上面。她一直看着那些摆在火车周围的士兵。

加布里埃尔：这是一只愚蠢的狗（那只小羊）。谁在它脖子上系了一根绶带？真漂亮。我也能系那样的绶带，但是婴儿不能。苏珊根本就不会。有时候，我会给我的婴儿穿上一些衣服使她看起来很可爱。然后我带着她去逛街买东西。噢，谁能做这事呢？（另一只软体玩具，农牧神）。他们都不能站起来。是的，他们可以做到。这些友好的（nice）狗。

她正在摆异着它们，在我们之间，我们一边大声吠叫着，一边穿插着低声的喔叫。我说了一些有关她和苏萨宝宝的话。

加布里埃尔：你知道吗？苏珊总是生气（而且她会发出生气的声音），她真的是生气了，并且哭喊着。当我有一点生气的时候，我的哭声也很小。在晚上我哭的时候会把我的手指放进嘴里。我只好张开嘴哭。这属于什么呢？也许是一只小车轮从小汽车上脱落下来了。这只小桶应该就在这里。这些都是很友好的（nice）房子。我为狗建造了一个小房子。所有的房子都是为那些狗建造的。它们在房子里面争吵着。另一只狗进来了。这里是另一间房子（那是一间和其他房子分开的房子）。

我谈到了她和苏珊需要住在独立的房间或独立的家庭，因为她们在一起总吵架。

加布里埃尔：当我长大时，我比妈妈提前变老，提前比她变老。这是为什么呢？（她又一次拿起了蓝色的洗眼杯并检查它。）如果妈妈变老了，那么我也将变老了。把它变成一个小房子。说：所有的狗都来（更确切地说，每只狗有一个房子），这样他们就不吵架了。他们经常争吵，大声吠叫，发出可怕的声音……我想爸爸想让我走了。

我：不过，你有没有消除掉你的恐惧感？

焦虑的内容：有可能是对妹妹的憎恨

加布里埃尔：我对黑色的苏珊感到很恐惧，所以我来与你的这
　　　　　些玩具一起玩耍。我憎恨苏珊。是的，只是在她拿走
　　　　　我的玩具时，我非常恨她（暗指：这时候在温尼科特
　　　　　医生的房间里面，她具有玩玩具的权利，而苏珊是被
　　　　　排除在外的）。这是一幢如此漂亮的房子。当苏珊打扮
　　　　　得非常漂亮的时候，她是那么的可爱。她会喜欢这幢
　　　　　房子的，你知道她做的事情吗？当她爱我的时候，她
　　　　　便会走过来，俯下身对我说啊啊啊，并且吻我。当妈
　　　　　妈准备进城的时候，她变得非常友好（nice），这时候
　　　　　苏珊就爱我。

　　　我：你恨苏珊，同时又爱苏珊，爱和恨同时存在。　　　　　　　持有的两价性
　　　　　　　　　　　　　　　　　　　　　　　　　　　　　　　（情感）

加布里埃尔：当我们一起玩泥的时候，我们两个都是黑色的。
　　　　　我们两个洗澡，我们两个都换了衣服。妈妈有时候认　　　泥土就是粪便，
　　　　　为她身上有泥土，而苏珊身上也有泥土。我喜欢苏珊。　　也就是，融合在
　　　　　爸爸喜欢妈妈。妈妈最喜欢苏珊。爸爸最喜欢我。我　　　一起的爱
　　　　　可以出去吗？我去告诉爸爸我还不想走。我打不开
　　　　　门，噢，我打开了。

　　　她出去找爸爸（开始到现在已经40分钟）。当她返回咨询
室后，她说："温尼科特先生，现在几点了？"我告诉了她时间。
"再加5分钟。关上门！"（她关上了门）。"往哪个方向走啊？
我穿了很多衣服"（列举了许多细节）。"我感到太热了。像……"
（她反复说了这句话好几次）。"苏珊想脱衣服的时候，她就把
她的衣服脱掉了（她拿出了绳子）。我们可以把这个绑在火车
上。我们想玩的时候，我们玩编玫瑰花环的游戏。你把它固定
住"（我照吩咐做了）。"我们可以把这个切掉。切掉它！（我
照着吩咐做了）。谢谢你，温尼科特先生。"

她正在玩着火车和绳子的游戏："那个比较好，太小了。我得弯下腰一点。"她跟我说她来我这里乘坐的真实火车。它被一些非常非常强壮有劲的绳子拖动着走。

加布里埃尔：请玩……（有一辆运送士兵的马车）。苏珊有时候把一些玩具倒置地拉着。我对她的做法并不生气（把火车拉开了）。噢……你是不是很希望我整理一下这些玩具？（显然是暗示。）

我：留给我整理吧。

加布里埃尔和她爸爸一起走了，留给我一团乱糟糟的玩具和情境。这与她之前每次都仔细地收拾和整理玩过的玩具形成了鲜明的对比。加布里埃尔显示出日益成长的自信心，现在她已经相信我有能力容忍她留下的杂乱、脏乱、内心中的秘密和她的无节制以及狂怒。

一些评论

1. 本次咨询中关键用词是：友好的（nice），预示着背后是令人不快的（nastiness）。令人不快的＝攻击性驱除与付出爱的融合＝依赖于它是如何被接受的。

2. 通过合并（incorporation）来处理丧失及处理丧失的结果的开始：焦虑和关于内部客体的支持。防御：自体的外部的装饰（绶带－脖子）。

3. 一些完全不同的内部客体的释放（防御——参见前面几次咨询）。

4. 两价性和泥土。

5. 第一次把混乱留给我。

父亲的来信

"在回家的路上，加布里埃尔有好长时间是一个'小 baba'，她的拇指在她嘴里鼓捣着，而且她嘴里只能发出'b—ba'（现在她经常吸吮她的拇指，当苏珊出生时，她就开始这样做了）。

当她回到家里时，她想去看苏珊，在她睡觉时，她几乎是含着泪睡着的。然后，在她要专心吃午饭之前，她坚持要做智力拼图游戏。这似乎很大程度上意味着她需要把很多零散的东西拼成一个整体。

今天早上，她哆里哆嗦地醒来，因为她梦到了黑色的苏珊。黑苏珊'想使我感到疲劳，她通过哭声让我醒来。'"

父母的来信

"在您见到加布里埃尔之前，我们只是提供一些信息。

几天前她说，而且之后她也重复说了一两遍，'我已经支付给黑妈妈钱。'

妈妈的注释：'付给黑妈妈钱'一直让我很担忧。我想知道在多大程度上这并不是一种抚慰，不是耗费了有价值的活力，不是利用她自体的部分在保持黑妈妈的平静，而目的是她不会招致自己被变黑。我想知道这类做法是否可能会导致她进行僵化性防御，来抵御好与黑（坏）之间的混淆，或真实的混乱。

黑妈妈已经安定下来了。然而，这还并不能让她早点去睡觉。现在她又被黑色苏珊烦扰着。半夜里她醒来过来找我，因为她喜欢我，但是她变成了黑色的。

"支付钱"意味着："我留下了泥巴，粪便，混乱的事情，这些都被接受了"

事实上，苏珊对待加布里埃尔非常温柔，但是当苏珊想要什么东西时，她对姐姐非常强势。苏珊会表现出无情地侵入性攻击行为。"

妈妈的来信

"加布里埃尔已经提出好几次要见您的请求。她一直表现非常好，但是最近她又开始担心晚上睡觉的事情，而且在白天的表现不完全是她自己。

她一直要求别人叫她苏珊（这是她妹妹的名字），而不是要求别人叫她自己的名字，她一直吸吮她的大拇指，表现相当的无精打采，对周围的事情也不感兴趣。昨天晚上半夜里她又叫醒了我。'你在担忧什么呢？'——'我自己，我应该让我自己去死，可是我不想死，因为我是那么的漂亮。'

她也说了想让我去死，与她父亲睡在一起，她说：'然后我想，但我只是想要这个妈妈。'

她想把苏珊带来见你，'因为温尼科特医生是一个非常好的养育者——孩子的好长辈。'

当她在做一些诸如画画的事情时，她很快就变得灰心丧气了，然后就搞的乱七八糟。她喜欢清洁和把乱糟糟的事情整理的好一些。"

温尼科特写给父母的信

"我对我不能够尽快与加布里埃尔见面感到很不安。这段时间对我来说非常困难。我想请你们告诉她我打算会见她，尽管我不能马上见到她。如果你们感到我可能忘记了这个事情的话，随时都可以给我打电话或写信提醒我。请转告加布里埃尔，我爱她。"

父母的来信

"加布里埃尔已经提出要尽快地见到您，而且最近她一直感到比较抑郁，所以我们认为应该把这些情况告诉您。

不久前的一个晚上，她想让我们带着她乘夜里开往伦敦的火车去见您，'因为我一时也等不了了。'

她越来越不情愿去睡觉了。她说的一个原因是她不想长大了，不睡觉可以避免长大，也就避免有小孩子了（这是她态度上的一个变化——她以前一直是想有孩子的）。最近，她之所以不想去睡觉，是因为'我想感觉到还活着。'

她不停地吸吮着拇指，整个精神状态似乎显得悲伤和紧张。她最近早上醒的很早，而晚上一直担忧着'黑妈妈'。

我们不得不允诺加布里埃尔给您写信，我们也感觉到我们必须要做一些事情来帮助她。我们在信中附上了一副加布里埃尔画的画，就是在今天早上，她急切地想让您看到她的这幅画。"

父母的来信

"得知您能够安排时间会见加布里埃尔，我们已经感觉轻松多了。她得知她不久将会见到您的消息似乎对她影响特别大。'这下我就能摆脱我所有的担忧了——可是不会有足够的见面时间吧。'她整个上午几乎没有吸吮自己的拇指。

"我们很想告诉你我们对加布里埃尔的一个具体的担忧，但是我们不太知道如何表达这个担忧。她似乎对她的身份感到有些困难。她有时候不承认她自己，断然否认她咬过苏珊的屁股，或者她说她是苏珊，拒绝别人叫她自己的名字，在地板上和泥，而且发牢骚。

她还有她自己的另一面，她似乎又变得令人惊奇的成熟，以至于可能会出现这样的结果，那就是我们对她所作出的回应让她很难把自己不同的两面整合在一起。

她患了严重的咳嗽和感冒。我希望这不会对她产生什么影响。"

母亲的笔记

"我不是完全清楚，为什么她在身份感上有如此的困难，为什么她非得是妈妈或苏珊的身份，而不是她自己小猪猪。当她在擦鼻涕时，她告诉你说是苏珊感冒了。而且我记得当时是怎么回事，当她应答别人叫她自己的名字时，她告诉人家苏珊怎么了，当时别人是在问她怎么了。我怀疑这种情况是不是与离开您这么长时间有关系，而且与'我把我不好的烦恼丢给了温尼科特医生，同时把好的担忧留给了自己'——或者一些类似的其他事情有关系。"

第 9 次咨询
（1965 年 1 月 29 日）

　　加布里埃尔（现在 3 岁零 4 个月）径直走进咨询室，并朝着玩具走去，让她爸爸去了等候室。

加布里埃尔：我曾经见过他好几次（这时她从一大堆小玩具中
　　　　　　挑出来一只毛绒动物玩具。同时拿出了几只火车车
　　　　　　厢。）这个很适合安装在卡车上。有时候在早上，苏珊
　　　　　　确实变得很兴奋。我就喊大人们来："苏珊兴奋了！"
　　　　　　她说："我的姐姐起床了。"她晚上会叫醒妈妈和爸爸，
　　　　　　她是个小怪物。妈妈！爸爸！她晚上必须要吃牛奶！
　　　　　　（给我的感觉几乎全部是苏珊而不是她自己。）

　　这段时间内她一直都在玩玩具："这个玩具没有什么地方可以与其他玩具相连接"（让我看一个没有钩子的货车车厢）。"这个非常好……"她从一对乱糟糟的玩具中挑出来一个玩具。我说："是洗眼杯吧"（那是一个蓝色的盛医用洗眼剂的洗眼杯，她一直对这个玩具很感兴趣）。她从玩具桶里取出来一些玩具。她的感冒很严重，想要一些纸巾擦鼻涕，我拿了些纸巾递给她。

但在她的谈话中，擦鼻涕完全与谈论货车混淆在一起。她一边擦着鼻子，一边说："苏珊感冒了。"

我：我猜想我明天会打喷嚏。

加布里埃尔：你明天会打喷嚏。我知道，温尼科特先生，你把这个东西固定在这里。

我向她指出，她正在努力从很多部分的东西里面找出某种东西来，这就意味着要从苏珊、温尼科特、妈妈和爸爸中找出一个东西来。在她的内心中有很多分开的东西，但她还不能把这些分开的东西联合成一个完整的东西。现在她正唱着歌，同时推着火车玩，她手里握着绳子的一头，绳子完全缠绕在一个木质火车头上面。她说了一些关于捆绑的话，让我帮助她一下。

完整客体概念的发展

加布里埃尔：一小段儿绳子。把绳子缠在它上面。（她对着自己说）。我们已经清楚苏珊确实是一个小怪物。我们叫她希克夫人。西蒙和国王*转着圈踢着腿，围绕着煤火，小姑娘用火烧着栗子。这个小姑娘花了很长时间（显然是从父亲的角度评论苏珊）。

至于黑妈妈，她每天晚上都来。我什么都做不了。她非常的麻烦。她上我的床。她不允许我摸她。"不，这是我的床。我要我的床。我要在这个床上睡觉。"爸爸和妈妈睡在另一间屋子的一张床上。"不是，那是我的床！不！不！不！那是我的床。"那就是黑妈妈。有些人在玩乐队。有两个小土耳其人（又一次显然是从其他人角度评价两个小孩儿）。爸爸说我很讨厌。

---

* 这是一首童谣："老国王西蒙阁下和年轻的乡绅西蒙先生，还有希克老夫人，都围绕着煤火踢着希克先生。"

我：有这么讨厌吗?

加布里埃尔：人们都很淘气。我有时候淘气不听话。（此时，是
在说坐火车来伦敦时的事情。）我们在地下走着。看!
（她抓起了一只绒毛动物玩具。）苏珊对于加布里埃尔
出发去伦敦感到难过。喔（唱歌的声音）！我的姐姐
什么时候回来啊? 当她使用坐便器的时候，她需要我
的帮助。今天早上，我打开了卫生间的门，她走了进
来，想让我脱掉些什么来做 bolly。每天晚上我都非常
担忧。是因为黑妈妈。我想要我的床。她没有床。因为
没有雨衣，所以我被淋湿了。她不关心她的小女孩儿。

我：你正在谈论你的妈妈，以及她有多么不知道如何关心你。

加布里埃尔：妈妈确实是知道的。带着黑脸的妈妈才是非常可
怕的。

我：你恨她吗?

加布里埃尔：我不知道究竟我怎么了。天哪，我被黑妈妈赶出了
床，而且我有了这张友好的（nice）床。"不，小猪猪，
你没有一张友好的（nice）床"（此时，她"沉浸"在一
种体验中）。"不，小猪猪，你没有一张友好的（nice）
床。"她在生妈妈的气。"为了这个可怕的女孩，你得到
了这张可怕的床！"黑妈妈喜欢我。她以为我死了。真
可怕（说话一定是含糊不清的）。是公牛（?）看见了我。
她不了解那些孩子或婴儿。黑妈妈对婴儿很不了解。

我：在你妈妈有了你的时候，她并不了解婴儿，是你教会
了她成为苏珊的好妈妈。

加布里埃尔：如果我出去买东西，苏珊就会感到非常难过，当
我买东西回来的时候，她感到很快乐。噢，妈妈，妈

从坏母亲中分裂
出好母亲

自体与好妈妈（在小妹妹出生之前）之间联接的经验，好妈妈现在丧失了。丧失的经验，好经验的记忆

妈，妈妈！（她说这些话的时候，表现得很忧伤）。我不想要一个当她感到难过和要出去时就吻我的友好的（nice）姐姐。你的背后有一些玩具，很难把它们拿出来。这里有一些房子。苏珊曾经在夜里叫醒过我。

我：噢，多讨厌的事情啊！

加布里埃尔正在把一个牵引车与几节货车相连接，但是这事情很难做，因为它们有点不合适。她花了好长一段时间来做这个不是很明确的事情，我自己在这段时间里面也不是很明确要做点什么，以至于我感到昏昏欲睡（此刻我的笔记也记得很少，这表明了我自己的困难）。她含糊不清，自言自语地说着一些有关火车和车轮的话，然后，她说："我感觉很冷。我要带手套。"此刻我的退缩表现值得思考。我的退缩行为与基于加布里埃尔退缩而在咨询中表现出不明确的模糊性材料有关。在某种意义上，我"接受"了她的投射物，或者"接住"了她的心情。在这里我做了一个很明确的记录：我感到昏昏欲睡，但是我毫不怀疑，如果咨询情景一旦发生什么进展，无论如何我都会变得很清醒。直到她让我在黄色的电灯泡上画一只老虎时，这段模糊不清的过程才结束。

加布里埃尔：这个很可爱。我以前曾经见过它。我会拿给爸爸看。有很长一段时间，妈妈不想要婴儿，进而她想要一个男儿，但她却生了个女孩儿。* 当我们长大成人时，我们打算要一个男孩儿。我和苏珊。我们会找到一个像爸爸那样的男人并嫁给他。这里有一些行李

---

* 妈妈的注释：她知道，在她出生时，我是不介意男孩儿或女孩儿的，也就是说，当我有了一个女孩儿之后，我想要一个男孩儿，也就是说在苏珊出生时。

箱。你听清楚我说的话吗，温尼科特先生？我弄到一些可爱的车厢来装行李。

此刻我做了一些解释，目的是处理在俄狄浦斯三角中相对于苏珊而言，她自己处在男孩的位置上。她继续说："这是我的床，因此我不能乘火车去见温尼科特先生。不，你不想去见温尼科特先生。他实际上确实了解恶梦。不，他不知道。他知道。不，他不知道"（这是一段她自己与她自己另一部分的对话）。"他不想我抛弃而离开她。"

我谈到了梦里的黑妈妈，尝试着让加布里埃尔很清晰地意识到黑妈妈只是属于梦中的，以及之所以让你从睡眠中醒来是因为黑妈妈和现实中的人存在一些相反的想法。咨询进程已经发展到我们能够讨论梦而代替了讨论内心现实——妄想性的内在"真实"的时候了。

加布里埃尔：我带着枪完全趴在地上。我设法对她射击。她刚好逃走了。你知道人们对我做了什么吗？我睡着了。我不能说话。那仅仅是个梦。

我：是的，那是个梦，在梦里有黑妈妈。

我问她，她是想让坏母亲成为一个真实的人，还是一个梦中的人。

加布里埃尔：你知道电视里有人射击吗？（这里她通过把自己的手指伸进农牧神肚子里面的洞好几次来完成"射击"）。我想知道为什么它能发出如此有趣的声音。有人把稻草放到它里面了。她哭了。她还没有准备好生孩子。你收到我寄给你的卡片了吗？我没有任何意思。你知道我有什么吗？我有一些多米诺骨牌给……（她说出了邻居家的男孩儿的名字。她正在玩几只船）。有人在射击，因此他们不能站起来（她拿出一个绿色的货车）。这个颜色很友好（nice）（她发出了悦耳的声音）。苏珊有时候让我很高兴。

然后，加布里埃尔说了一些类似"加加瓜"（Gaggaagur）的话。这些话和她自己与苏珊之间的交谈有关系："这是什么啊？"（它是篱笆围墙的一部分。）"温尼科特先生，我不能在这里待太长的时间，因此你能在其他时间里见我吗？"

这很容易就想到，她对我不满意，因为我在咨询中昏昏欲睡，但事实上很有可能整个这段情景（甚至包括我打瞌睡）与加布里埃尔的显著焦虑是有关系的，是不可能进行清晰地沟通的。焦虑必定与黑妈妈的梦有关系。此时我对梦进行了提问，而且她说："我梦到她死了。她已经不在了。"

此时此刻她所做的事情，无论它象征着什么，我确定都有着重大的意义。我可以这样讲是基于咨询的整个特征发生了改变这一事实。由于这个事情的发生，似乎一切其他事情都已经被阻止了。她拿出了蓝色的洗眼杯，并且把它放进她的嘴里又拿了出来，发出了吸吮的声音，这可以说她经验到了一些非常接近通常性高潮的体验。

加布里埃尔：我非常爱她。巴阿（Baah）。这很好（nice）。谁向妈妈射击？泰迪熊有一只枪，而且损坏了。黑妈妈是我的坏妈妈。我喜欢黑妈妈（这是一个在游戏形式中报告的梦。她继续谈论着可爱的货车：）我们继续玩吧。

这是我说咨询结束的时候了。换句话说，焦虑在这次咨询中已经被用某种方式克服了——已经到达了一个新的发展阶段，这个阶段的任务是发展出了两价性。

焦虑所涉及的主题还不清楚

在精神分析设置的情景下，儿童的整个行为体验中，这是非常有意义的事情

现在黑色变成了明亮或白色或理想化妈妈的对立面，后者都是前两价性阶段（preambivalent era）的内容，也是作为主观性客体妈妈的内容。

晚上，她父母给我打电话，向我询问有关这次咨询的一些我愿意说的情况。我告诉他们这是一次很难理解的咨询，但所有发生的事情都指向了一个地方，那就是妈妈被射死了。在这个情景中，黑妈妈就是已经丧失了的好妈妈。伴随着洗眼杯和性高潮体验的这个事变似乎变成了一个位点，在这里加布里埃尔发现了能给她自己带来极度兴奋能力的已经失去的好妈妈，这种兴奋能力显然随着好妈妈的丧失而失去了。

注释

现在有一个对现实妈妈的回忆：狂喜（极度兴奋）的吃和同样也是狂喜的射击，同时处于一种两价性的情感中，替换了更加原始的分裂成彼此相关的好妈妈和黑妈妈。这两种妈妈的分裂是由于在主观性妈妈和客观感知到的妈妈之间是分裂的。

她变成了"一个更丰富充实的人和一个专心致志的孩子。"她现在正和她的小妹妹一起玩，而且几乎不再感觉到困扰了。这就导致了一个结果——小妹妹也不再那么攻击她了。她已经变得对妈妈充满了深情，与妈妈在一起玩的时间比以前明显地多了。她自发地说："我把坏的担忧扔给了温尼科特医生，吸纳了不少好的东西"（从新的身份的分离中获益）。

这种改善一直持续了3个星期。之后，这个孩子又开始担忧黑妈妈了。在这3周期间，孩子有那么大的进步，这使得父母备受鼓舞。孩子患了躯体上的病，但尽管这样，她仍然要比以前更充满活力，继续与自己的妹妹玩。她一直说："温尼科特的生日是哪天？我想送他一个礼物，但礼物一定不能被包裹起来。"她有一次对妈妈说："当你生气的时候，你就变成了黑妈妈。"

包裹就意味着被防御机制隐藏和掩盖，这就是当她孤僻和退缩时，她的游戏的意义

然而，在最深的层面上，黑妈妈是原始的好妈妈或主观性妈妈。

一些评论

（一次重感冒）

1. 对内在客体或对在内部精神现实条件下她目前体验到的客体的担忧。

2. 黑妈妈：竞争床铺的对手，"邪恶"存在的概念。

3. 黑妈妈作为妈妈的分裂版本，是一个不能理解孩子的妈妈，或者是一个应该能够很好理解孩子，但因她的缺席或丧失而使所有事情都变黑暗的妈妈。

4. 黑妈妈中积极的元素。在"妈妈（mummy），妈妈，妈妈"中的忧伤 = 记忆（memory）

5. 在访谈中忧郁沉闷的阶段：彼此互动的。

6. 现在黑妈妈进入梦中的方式：白日梦。

7. 记忆转变成了伴随极度兴奋特质的性欲性口唇部位的体验。

8. 被爱着的黑妈妈死亡了（被射死）。这是对丧失妈妈的愤怒：相伴随着愤怒的合并性（incorporation）替代物。

9. 给温尼科特医生的礼物——没有包裹着——也就是开放的、清晰的、明显的（婴儿）。

父母的来信，母亲执笔

"加布里埃尔愿意让我写信请求与您见面。就像平常那样，她不告诉我要见您的原因，但她似乎很急切地想见到您。在我的生日的那个晚上，她向我提出了这个请求。不是在过她的生日似乎让她感到很痛苦，尽管她也竭尽全力地让我的生日很成功，她几次走到我身边很认真地假装撞我，而且她不去睡觉，她说'因为这是我的生日'。

自从上次见您之后，她似乎对我们非常好，她让我们感觉到她比以前更加健壮和稳定了。

我能想起的唯一一个负性的事情是她吸吮拇指，以及在有成年人的时候吸引别人注意她自己的方式，这些方式是大声说一些莫名其妙的话和变得非常兴奋，而面对一些小孩时，她又表现出害羞。

吸吮拇指与对客体极度兴奋的体验有关联

对她的妹妹，她表现得非常宽容和理解，以至于有时让我感到相形见绌。

我感觉这次我没有为您提供任何真正重要的信息，她自己的事情是非常秘密的，都藏在她的内心里面。

（这封信写完之后，加布里埃尔给您寄去她绘的两幅画。信封上写着'我爱温尼科特医生'。）"

母亲的来信

"加布里埃尔已经不再是原来那个样子了，她似乎表现得更加协调一致了，尽管有些时候这似乎是通过把某种坚韧的决心施加在她某些部分上而获得的。

她非常急切地想见到你。'如何才能带着婴儿去见温尼科特？我想带苏珊去见他。'我们想知道苏珊在多大程度上已经变成加布里埃尔的一部分了。她总是谈论着苏珊，大部分内容是关于苏珊的冒失和调皮，甚至当有人问起她自己的时候，她也是这样。

如果我留意一下我对她的担忧，我觉得我最担忧的还是她经常忧郁地吸吮拇指的行为，以及她变化无常的破坏性行为的爆发。不像她妹妹那样，加布里埃尔从来没有随意的破坏行为。

分裂的未融合性攻击占据优势

她总是谨小慎微地仔细对待自己的事情，把自己的很多东西洗刷和叠放的很整齐。破坏性行为似乎突然在她身上出现了，当她要摧毁和撕碎东西的时候，很显然是没有激情的，仅仅带着果敢和冷酷的决心。

但是，现在她经常玩的游戏要远比以前多了许多创造性。"

第 10 次咨询
（1965 年 3 月 23 日）

加布里埃尔（现在 3 岁零 6 个月了）被她父亲带了过来，我让她稍微等一会儿。她反复地说："要玩玩具了。"像往常一样，她和我坐在地板上，她开始了游戏，并且一边说话一边嘴里始终发出像婴儿那样的咿呀声。大概的意思是："苏珊的书放在火车里。我特别喜欢的书。纳塔利苏珊（Natalie Susan），优美的名字。是意大利语。我是黛博拉加布里埃尔（Deborah Gabrielle）。"

她正在享受着这些名字的清晰发音。* 她置身于那些玩具当中，拿起一个玩具对我说："这个究竟是什么？各种各样的玩具我都还没……"，她正把几个货车厢连接起来："这么多玩具。天哪，如此多的玩具"（从她第 1 次来我这里之后，除了我们提到的那个医用洗眼杯之外，我其实并没有增加任何玩具）。

她正在与她自己交谈，而且她感到非常满意。她继续说：

---

* 参见上次咨询中，客体的极度兴奋的嘴部活动。

"究竟是什么？"她拿起了另一个火车头，正在给它连接上车厢。

在这里，我做了一个评论，她正在把她自己和我自己联结起来。

加布里埃尔：在火车里面……苹果汁……在火车里面所有人在一起，我们有很有趣的事情。有一个长长的火车。有这么长（伸出胳膊比划长度）。

我：长距离是不是也意味着今天与上火你来见我所间隔的时间很长，加布里埃尔需要等很长时间才能知道我是否还活着。

这似乎对她来说是某种线索。

加布里埃尔：你什么时候过生日啊？我想送给你一些生日礼物。

此刻情景中，我发现我自己已经准备好了把生与死联结起来的想法。

我：那我会在哪天死去呢？

加布里埃尔：我们会想一想我们能为你买点什么。妈妈给法国写了封信，大概需要3个小时，或多半天，信就能到那里了。

我：假如我死了，仍然要花很长时间。

加布里埃尔：如果是因为你死了，你就看不到礼物包裹了。那太可怕了。

然后她说了一些"绳子系的包裹，就像一颗炮弹一样"等的话。"你收到了包裹，有火药喷射了出来。这是非常危险的，如果是蛇咬了他们，那他们只有死了。"她继续用各种方式谈论着死亡的主题（没做具体的记录）。

加布里埃尔：太可怕了。蛇是非常可怕的。但只在有人伤害它们时，它们才会咬人。有一次，妈妈去动物园，碰到一只鹦鹉对妈妈说："喂，亲爱的"（她装的像只鹦鹉，用非常滑稽的表情说着）。

我：你的意思是在动物园里面还有一些其他的事情，比如蛇之类的。

加布里埃尔：我对我爸爸说："这些动物有毒吗？"我只是想用我的手轻轻触碰它们，可是爸爸把我拉开了（这里有些事和小女孩有关）：你能从她的表情看出来她很幸福。

我：你是一个幸福的小女孩儿吗？

加布里埃尔说了一些有关苏珊的话。

加布里埃尔：如果我建造了什么，我就想破坏它。但是她不想这么做。她有几只奶瓶。一开始我试着去喂她吃奶，但她走开了，不让我喂她吃奶。她是一个友好（nice）可爱的 baba。

我：有时候，你朝她射击。

加布里埃尔：不，有时候我与她和睦相处。

我：那就是你为什么想来这里而摆脱她的一个原因。

加布里埃尔：是的。我不能在这里待太长时间，因为很快我就要吃中午饭了，所以我可以改天再来吗？

此时她正在表现出过着一种与苏珊分离的生活所常见的焦虑，而且对于她来说，她有我是如此的重要。她继续说道："真是对不起，我们来的有点早，因为我在家里一会儿也待不住了，因为我渴望见到温尼科特先生。苏珊也非常想来见温尼科特先生。她说：'不！不！不！'，她用说'不'来代替说'是'，她在半夜里面醒来了。她弄醒了每一个婴儿。这很可怕。她没有把

应对报复性客体的想法，此时的报复性客体与口欲施虐和两价性有关系

与享受我和我的玩具在一起，摆脱了苏珊这一行为活动相关的焦虑

我弄醒。我甚至都没有听见她醒来。我一点儿也听不见她在干什么。她是在说这些吗？'妈妈妈妈水仙花爸爸爸爸水仙花妈妈妈妈妈马平骨鸡。'"

加布里埃尔正在造房子，就像说过的那样，房子成一排，一头是一幢塔楼。我想象这是一列火车。她发表评论说，"不允许狗吃那些小骨头，因为小骨头里面有一些小尖骨头刺。"此时，她正在把手放在火车轮子下面摩擦着，这种游戏方式似乎在表明她是在对自己做些什么事情。她说："非常的疼，你养狗吗？"

即将到来的
自慰*

我：不养。

加布里埃尔：外婆养狗，那只狗叫邦尼。

她把所有的玩具都分散摊开在地板上，以至于每只玩具都是单独分开的。** 我对她指出了这一特点，她说："是的，"然后说了什么"又弄坏了"的话。

她触碰到了我的膝盖，但很快就跳开了，说："我必须出去找一下爸爸。我很快就回来了。我想带上我的玩具。"这是非常大的一个洋娃娃，名字叫弗朗西斯。她抱着洋娃娃跑了回来，想让我和洋娃娃握手。她抚弄着我的鞋子。伴随着深情的接触，焦虑也就自然表现出来了。从某种意义上说，每一个客体与其他客体的分离都是一种防御。与我接触是核心，与这一核心相关的各种各样的内疚感表现了出来——苏珊不在这里的内疚感，与已经被发现客体的摧毁相关的内疚感——以至于那些客体与其他客体这种分离的背后，可以说有一种内部混沌状态，

每个客体与其他
客体的分离，都
有其相对抗的一
面：突然增强的
对抗。

---

* 参看妈妈的来信，紧接着第 2 次会谈之后。

** 参见第 7 次会谈中，在她那一边的散落的玩具，那时正在构建她自己的身份感。

这是由被吃进去的客体的部分所造成的。

加布里埃尔：一天晚上，我做了一个噩梦。这个梦是……我闭 在报告梦
上眼睛吧。我看见了一匹漂亮的马。这匹马被称为种
马。它耳朵上的毛和鬃毛都是金黄色的。它是那么的
漂亮。金色的、细密的闪闪发光的金色（她把她的
一只手放在了两只大腿之间）。那只漂亮的马正在走
来，而且践踏着麦田中的小麦（她解释说小麦有几分
像玉米）。

我：你正在描绘爸爸在妈妈身上制造新婴儿的图画，这跟
爱有关系。

加布里埃尔：是的。

我：也许那里是妈妈的毛发（指的是麦子）。

然后，她说要去爸爸和妈妈的卧室阻止那匹马对小麦田的
践踏，方法是插到他们之间，把他们隔开。她又说道："有时候
我被允许留下来吃晚饭，"这样就给我形成了这个梦的一个现
实情景，她在阻止父母的性交活动——也是另一个情景，苏珊
被排除在外了，苏珊成为了一个复杂问题，她不能恰当地考虑
这个问题。

加布里埃尔：我们喜欢熬夜，但早上我们感到很疲劳（她拿起
了一个很小的玩具人物）。这个人不能坐下。爸爸（参
见种马）是很漂亮的。

现在加布里埃尔把这些玩具摆成不同的方式，所有的树和
人物都站立着，总体感觉是安排成一般生活的样子。

加布里埃尔：爸爸很漂亮。家里的墙上有一幅画，画的是两个
人在散步，还有几个人站在一边。

我把她说的与那个践踏小麦田的梦做了一下比较。

我：你是想告诉我有关践踏小麦田的种马的事情。

加布里埃尔重新布置了那些玩具，一组是长的，成曲线形的一排房子，另一组是长长的一队房子，似乎直接指向前一组的弯曲处。她说了一些关于苏珊的话，说苏珊到处破坏，她利用这种方法，利用苏珊来投射她自己不想意识到的破坏性想法。

加布里埃尔：苏珊打开了女士的手提包，拿出了那粉末状物，

闻了闻，而且当她穿衣服的时候，她让妈妈很担心。

这有点可怕。

我：这让你想射死她。

加布里埃尔：妈妈有一个漂亮的雕像。

此时，她把一只玩具狗（羊）站立起来，但她也拿起了另一只大的毛绒狗（农牧神），并开始把它肚子里面填充的木屑挤压出来，她在继续着上次咨询中的摧毁性活动。她专注和有意地用手指把毛绒狗中的填充物掏了出来，填充物撒了一地板。她通过与父亲的接触表达了她的焦虑，她走了出去告诉爸爸不要说"准备好了"。

我：你今天开始不再需要被爸爸提醒要走了。

她似乎有些自鸣得意的高兴，好像做对了一些事情，返回到那些在地毯上站立的动物和其他竖立的玩具排列的跟前。现在出现了一个秘密的事情，她的双手又插进了她的双腿之间。

加布里埃尔：亲爱的皮特先生。我正在阅读每个人都被带到克鲁郡。我将带它上火车。我要带着克鲁先生。

她正在按照一种整齐的方式重新安排这些玩具，嘴里重复着："阅读每个人都被带到克鲁郡。"*

---

* "噢皮特先生，我能做些什么呢？我正在阅读每个人都被带到克鲁郡"
（第 1 次世界大战前的一则广告歌）。

加布里埃尔：不要等我。带着五弦琴去阿拉巴马。漂亮好听的
　　　　音乐。

　　我能识别出各种各样的曲调。现在她正唱着，显得那么地
快乐和无忧无虑，以她自己的变奏曲开头。

加布里埃尔：你愿意递给我东西吗？他正在做他 brrrrrrh 的事
　　　　情（意思是拉大便）。

　　而且她尽最大可能地掏空了农牧神肚子里面的木屑。

加布里埃尔：你看他！

　　我：他拉在篮子里和地板上很多粑粑（粪便）。

加布里埃尔：对不起。你介意吗？

　　我：不介意。

加布里埃尔：臭极了。

　　我：你正在暴露他的秘密。他还有一些粑粑（brrrrrh）。

加布里埃尔（过了一会儿）：该走了吗？小猪猪制造了非常糟
　　　　糕的味道。

　　我：制造气味就是在泄露秘密（她把一些粑粑弄在了牵引
　　　　车里面，货车里面，以及到处都是）。金黄色的填充物
　　　　（把它与图像联接了起来）。

　　加布里埃尔拿了所有的玩具，把它们聚在一起，制造出一
种凝聚在一起的现象。

　　我：现在这些玩具都彼此联接在一起了，一点儿也不感到
　　　　孤单了。

　　她说了一些关于被掏空的狗（小动物）之类的话。

加布里埃尔：要友好地对待他。让他拥有全部的牛奶和面包。

　　我：现在你很快就要走了。

加布里埃尔：现在我得走了（她用手按了按货车中的木屑）。我

这标志着从肠道幻想向成年人想法这一转变过程的结束，以及他们具备了生育真实婴儿的能力，也就是说，在进食和排泄过程中，接受了内部有东西这件事。

此时是与非常不同情况的对比

将带一辆火车回去。现在我们必须要走了。我只能把这些烂摊子留给你整理了。

她把她带来的那个非常大的洋娃娃弗朗西斯也留下来了，但她很快就返回来又把它拿走了，她发现我还（有意地）坐在地板上那一堆非常混乱的玩具当中，那是她制造的混乱。事实上她并没有随身带走任何火车。

一些评论

1. 在游戏中有意识地进行沟通，很容易就能恢复关系。

2. 我的生日。解释为：死期。

3. 分离（不同的玩具），和在接触中发生碰撞和用力撞击。

4. 因为指向好客体的毁灭性冲动而产生的内疚感。

5. 在性体验方面，男人和女人是一样的。

6. 与男性认同，指向腹部和胸部（容器）的施虐。

7. 隐秘的气味和脏乱，金色和漂亮。

8. 内部填充物因不再负有双重责任而得以解放——也就是，从（妄想性地）表征她的内在心理现实，到现在可以用梦的方式沟通。

母亲的来信

"加布里埃尔想要再一次见到您。现在她一直在问我是否您可以会见她，而我一直拖延着把这个事情告诉您。

在某种程度上，她自己的表现似乎不错——她已经开始上幼儿园了，每天去幼儿园两个半小时，而且她喜欢去幼儿园。

她在幼儿园独自在一旁玩耍，而不是与其他小朋友一起玩，独自玩耍让她感到满意。然而，她会感到很多焦虑，而且我们感觉到她经常在需要表现她整个人的时候有些困难，而她的某一部分似乎仍保留着幼稚和呆板。

我给您描绘一下那天她非常急切地要求我带她见您的情景，以备万一这些信息能给我们一些新的启发。

前一天晚上，她提出要吸吮我的乳房。她要求过好几次，我此前一直都没有让她吸吮，可是这次我让她吸吮了。她非常享受地吸吮着我的乳房，用各种不同的方式和位置吸吮着，我偶尔有些担心她可能会咬我。

之后的那天晚上，她做了一个噩梦，这让她逃离了她的卧室，第二天早上，我们发现她躲在一个靠背沙发上的小毯子下面哭泣。她问我是否女巫婆都有乳房。她说她是如此的不听话和淘气，将来长大后会成为一个强盗，而苏珊将来会是强盗团伙的首领。

在那天晚上，她问我是否我小便的地方是细长的。她说她认为我有。我说我是一个女人，就像她将成为的那样。'我猜想你穿着裙子和女性衬衫'（她迟疑地说）。我问她从哪里知道我的小便是细长的。'爸爸那里。''爸爸从哪里知道的？'——'从他的学生那里。'——'我可以看看温尼科特医生吗？'——之后：'是温尼科特医生吗？他能让人们变得好些吗？'——'难道他没让你感觉好些吗？'——'没有，他仅仅是倾听我说话。他没有让我变好些。'

最近这段时间我们是分开睡觉的，她睡在我们卧室隔壁的一个房间，两间房有一扇门连通着。这让她感到非常兴奋，引发出了非常多的问题。"

妈妈的来信

"非常谢谢您为加布里埃尔约定会面时间。最近她好几次要出发前往伦敦去见您，我们非常困难地劝说她，说她不能想见您时就可以马上见到您。

从外表来看，她似乎在许多方面表现不错，但她经常会感到忧郁。'不，我不是疲倦，我只是感到忧愁和悲伤。'当我们追问她原因时，她会说是因为黑妈妈，但很快她就不再说什么了。

近来，有一些持续的讨论和猜想是关于'婴儿'的。"

第 11 次咨询
（1965 年 6 月 16 日）

加布里埃尔（现在3岁零9个月了）随着她父亲来了。她进了门，表现出一种害羞而快乐的状态。紧接着她像往常一样快速地向玩具走去。整个咨询时间里，她说话都带着浓重的鼻音，她是这样开始的："乳房晚上我醒来了，我做了一个有关火车的梦。我呼叫睡在隔壁的苏珊。苏珊似乎理解了。她已经过了她的生日，现在她是两岁。"她继续玩着火车的游戏，说："现在我们需要一辆客车厢，因为没有客车厢火车不能开走。苏珊能很好地理解这一点。"（暗示苏珊要比温尼科特理解的更好）。

加布里埃尔：她不能说话。

我：假如我不说话是不是更好点儿？

加布里埃尔：假如你能倾听，可能是最好的（她正在进行着把火车的几部分连接起来的游戏）。

我：我是应该说话还是倾听？

加布里埃尔：倾听！有时候我和苏珊像老鼠一样保持安静。这

与最初的害羞对比一下

线索

节客车厢不适合这……（其中一只钩子钩不进去火车后面的孔洞。）我做这个事情好长时间了。我们看到一些火车在它们的后面没有相应的孔洞。

加布里埃尔的手抚摩着火车头，她把它放置在她正在建造的火车的后部。她嘴里发出很多急促呼吸的声音，也许是因为鼻塞，不得不用嘴呼吸导致的。

现在她想让我帮助她解决那个钩子的困难问题，我设法去用我的小剪刀开大了那个挂钩的孔。当我转过身背对着她时，她说："温尼科特医生，你穿了一件蓝色的夹克，你的头发也是蓝色的。"我环顾了一下四周，看见她正拿着蓝色的洗眼杯当作眼镜在看来看去，这只洗眼杯在上次她来见我的会谈中有着非常重要的意义（事实上，现在有两只这样的洗眼杯）。现在她重新回到玩火车的游戏，她撇开了几节火车，因为这几节火车有些问题不能被连接成一列。她低声说："喷烟的火车"；"看这里是什么"；"是的，很有意思！"——而且她把另外一只蓝色的洗眼杯放在其中的一节货车上。然后，她拥有了4列火车。她把这两只玻璃杯又放在眼前，并哼唱着："两只小桶坐在墙边。两只小桶挂在墙上。"她表现得非常自然和自如，用一声短促的尖叫结束了歌声："十只小猫咪走了……"

她连接了几节火车形成了一列主火车，低声地对着她自己自言自语，把一些词语堆积在一起，有时候又唱起了儿歌。

加布里埃尔：莎莉在星期六下午围着烟囱顶帽转悠。现在请看这列长火车。

我：现在你能告诉我有关这列火车的一些情况吗？（考虑到我作为倾听者）

加布里埃尔：它长长的（她说了好几次）像条蛇。

> 暗示着把对洗眼杯的情感转移到了整体的我身上。在与分析师认同

我：它像爸爸的大东西吗？

加布里埃尔：不，是一条蛇。如果蛇咬了你，那都是有毒的。如果你不把伤口里的血吸出来，被咬的人就会死。它有可能咬我。是的，如果我动的话。如果我不动，他就不会咬我。那么我必须要小心点（停顿）。这是一个很长的火车（找出了更多的车厢）。正在喷着气——呜——呜——呜——突突突（唱着）喷着气体。

加布里埃尔继续唱着"莎莉放上了小水壶"——改换了最后一行相关的词句，"苏珊又把它拿了下来。"

加布里埃尔：苏珊不能说："都消失了，"因此她说："爸爸都穿上了。"她真傻。

我：你也曾经是两岁，现在你四岁了。

加布里埃尔：不，是三岁零九个月。我很大。可我还没到四岁。

我：你想长到四岁吗？

加布里埃尔：是的，哈哈！

她拿起一个破坏了的圆形东西玩着，唱着歌。

加布里埃尔：烤蛋糕，烤蛋糕，面包房的人，你要尽快给我烤一块蛋糕。

我：这么匆忙吗？

加布里埃尔：是的，在夜里每个人睡觉之前，蛋糕必须要做好。拉它，拍它和做好它。为了苏珊和我（重复了好几遍这句，用妈妈替代了苏珊）把它放在烤箱里。

我：也许圆圆的饼是妈妈的乳房？

加布里埃尔：是的（难以令人信服地说——也许我应该说"白薯"）。它会成功吗？（她正在尝试把一些东西固定在火车的尾部）。它将不会开始工作的。

这里以一种投射的方式展示了口交和口欲施虐（参见下面）的一个预兆

然后，加布里埃尔从1开始计数，遗漏掉一些，最后数到了"11。"当数到8时达到了游戏的高潮，这个数与火车的长度有关："如果我把另一个也接上，那将会是几个，9个吗？不，将会是4个"（这看起来似乎是在瞎说）。"嘿，在这里我就弄不对了。"然后，她越过我的身体去拿那个毛绒动物玩具（农牧神），就是上次会见她几乎掏空的那个毛绒玩具。现在她把这个毛绒玩具放在其他玩具上方，有条不紊地把玩具里面更多的填充物掏出来，制造了更大的混乱。她在一定程度上用言语描述了这个场景，谈到了要从小狗肚子里面收集填充物，为的是在地板上制造混乱。

加布里埃尔：我打算弄的更多点。我要打开鸭绒玩具的肚子。他里面会有更多的毛绒。气味很好闻。非常好闻的香水味道。为什么玩具肚子里面有这么好闻的气味？哦，你看这里，它来自于干草堆（收集了一些木屑放到了其中一只洗眼杯里面）。今天是隔壁男孩儿的生日。

孩子说那个男孩名字叫伯纳德（Bernard），另一个男孩儿名字叫格雷戈里（Gregory），等等。到现在为止，她弄得满地板都是木屑（还有干草，以及其他一类毛绒玩具填充物），一地脏乱。

加布里埃尔：现在，到处都是乱七八糟的。你能看见我吗（她把玻璃镜片放到了自己眼睛上）？

有什么东西撞击了一下地板。

加布里埃尔：撞击地板的力量真大，让房子摇了摇。把火车弄醒了，所以火车又走了。我们坐在火车里面。伦敦在很遥远的地方。

我：你正在通过火车要告诉我的是化了一点淡妆的小猪

似乎她在追踪着迄今为止咨询会面的次数

　　　　猪，三岁零九个月，它也是爸爸的长东西。

　　现在它是一辆很长的火车（她已经把火车头和车厢联接起来了）。她操纵着火车，让火车往后倒了一点，说："我们的火车倒车了"（也就是，她和她父亲来时坐的火车。她让火车进入了一个很大的弯道）。"这列车厢需要拴绳子。"

　　我们摆了一下这列火车，以便她可以拉着它玩。她谈到了系牢火车，开玩笑说这列火车像咬人的狗，这也许是因为我刚才用剪刀剪开了缠在一起的一团绳子。加布里埃尔说，"一个大的小便，被剪掉了，不"（此刻是不清晰的、模糊的地方）。这与那个火车的梦有关系。我邀请她再多谈点有关梦的信息。

加布里埃尔：拉着一辆长长的火车；哦！它离开了，努力行驶着，

　　　　　　撞到什么东西；噢，亲爱的。现在再一次重新开始吧。

　　她有意地把全部火车都推到一起，就这样，她把火车弄成了胡乱的一堆，并且把这堆乱东西推向了我，远离了她。在梦里，又重新再来了一遍。

加布里埃尔：有一天，有一个巫婆，是一个海里的巫婆，一个

　　　　　　女巫婆，不是一个男巫（诙谐双关语）；婴儿——拥

　　　　　　抱——可怕的。我不能为此找到一个可以通过去的小

　　　　　　孔。女人有两个洞，一个是小便的洞，而另一个是生

　　　　　　孩子的洞（此时，她把一个火车放在了轨道马车上面，

　　　　　　似乎在嘲弄和讽刺着什么）。爸爸把小便撒进一个女

　　　　　　孩儿的洞里面；看，它成功了！（指着火车的长烟囱）。

　　现在加布里埃尔告诉我说有小孩儿把一些石头放在了铁轨上；一个男人遭遇到了可怕的碰撞；这些孩子太淘气了。他们喜欢做这些事情。他们会对爸爸的小便生气吗？

加布里埃尔：是的。就是那个试图在铁路上工作的男人，不是

火车司机。

她正在操纵着牵引机车的方向盘，说道："我就要坐在牵引机车的驾驶座位上了"（而且她就坐上去了，尽管驾驶座位大概只有10厘米长）："我正在驾驶它"（牵引机车在她的下面，而且非常靠近她的"女孩子的洞"）。她开着牵引机车直接使向温尼科特。"我站不起来了。我让它直起来了。"此刻她进行游戏的速度有些快，首先把牵引车开上了我的阴茎所在的部位，然后很快又开上了我的胸（乳房）部（我了解到她最近看到了妈妈的乳房，而且有比较大的反应）。整个时间里，她都在玩文字游戏。

加布里埃尔：瓢泼大雨不断地下，万点雨滴啪啪地打在地上，我听到了打雷，我听到了雷声。雨滴啪啪打在地上无数个坑。这里有个戴眼镜的男人（我戴着眼镜，确实像那个小小的玩具男人）。他正在驾驶着牵引机车。这个男人看起来很滑稽。

我说她是在嘲笑我是一个有小便的男人，可是没有乳房。她把一个男性玩偶朝后背弯成90°，用她的手指戳男性玩偶阴茎的部位，使这个男人完全被她掌控，说："把他画在电灯泡上！"*我像以前那样在灯泡上画了男人的脸——她说了一番话，内容包括"一个大大的小便，像一个乳房。"

对男人的控制：防御与施虐性分裂的男性性功能相关的焦虑

阳具妒羡

加布里埃尔：这是什么？这是什么？

我：你对男人的小便感到很生气；他不应该有小便。

加布里埃尔：男人是大强盗；他是令人害怕的。

我说到她正在说的是男人用他的小便在一种很可怕的方式

---

* 参看第10次咨询。

中制造了婴儿（还记得那个被掏空的小狗玩具）。

此时她非常谨慎地开始考虑一个新的游戏，摆了长长的一排房子，而另一排房子弯了一个角度，以便形成了一个庭院（已经到结束时间了，可是她仍然没有准备好要走）。

我：今天我倾听到了什么？

加布里埃尔：其中一个邻居说，"你告诉我，那我就告诉你。" 一个很好的玩笑

她重复了这句话好几次，因为她是顽皮和快乐的。她忽视了我要求她应该走了，因为她自己还没有结束。她在仔细并从容地寻找一些可爱的小动物，而且当她发现了它们的时候，她就把它们放在了那个庭院中间。 本次咨询的重要工作

此刻我做了一个重要的解释，而且似乎是她想要的那种解释。

我：男人是强盗。他抢劫了妈妈的乳房。然后，他利用抢劫来的乳房作为一个长东西（像一列火车那样的），一个小便，把这个长小便放进了女孩子的婴儿洞里面，在那里他种下了婴儿（游戏中的那些小动物）。因此，他对于自己曾经是个强盗并不感觉有多么坏。*

她现在完全准备好要走了，而且要走出去找爸爸。

加布里埃尔：现在我们应该走了，因为我们的火车正在等着我们走呢，我们最好是快点吧。

当她的爸爸试图解释没必要那么着急，因为他们无论如何要等一会儿的时候，她表示一点儿也不能推迟了。小猪猪看起来非常的愉快，她与父亲一起离开，而且一点儿也不像往常那样，她没有与我说再见道别。

---

* 参看梅兰妮·克莱因关于修复和男性力量的著作。

一些评论

1. 温尼科特倾听。包括对温尼科特的控制。

2. 对分裂的男性性功能的控制 = 阳具恐惧，包括：

3. 坦诚展现出来的阳具妒羡。

4. 对男人和他的男性性功能（包括性幻想）的解释，也就是，性功能分裂的结束。

5. 包括男人对与攻击有关的罪疚感的修复（参看前面几次咨询和她自己的抑郁状态）。

母亲的来信，1965 年 7 月 10 日

"加布里埃尔又提出要求去见你。在她一直表现非常好之后，突然陷入了痛苦和厌倦无聊的状态。

让我有一点担忧的其中一件事情是，每当我制止她并让她走开时，她那种击打自己的野蛮状态，例如，在她发出噪音并把她妹妹吵醒的时候。有时她表现得极其'好'，然后突然就不惜任何代价地渴望表现出调皮和不听话。她的妹妹很难站得住脚，一边哭着，一边沮丧地抱怨着，充满了愤怒，加布里埃尔站在那里，双手分别捂着两只耳朵，坚持着自己的立场，但通常会让步。有时候，她们相处得极好，非常自发地互相分享着诸如巧克力或饼干等东西。

还有一件事我想告诉你，是她关于自己是一个女孩儿的一些想法。她问我婴儿进去的洞洞在哪里，然后她问是否我也想成为一个男孩儿；她说她非常想成为一个男孩儿，但她没有详

细说明为什么。在学校里，她说，她不喜欢'那些男孩子。'我
不知道这之间是怎么联系的；我们曾经把浴室的钥匙弄丢了，
门锁不上，每当她父亲洗浴的时候，加布里埃尔和苏珊会一起
挤进浴室，并且变得有点兴奋。"

我写给父母的信，1965 年 7 月 12 日

"我必须请你转告加布里埃尔，我现在不能马上会见她。
我们会面的时间要等到9月份。*

我对孩子咨询事情的进展并不感到失望。孩子确实需要在
自己的家里去解决和修通她自己的一些问题，而且我对于加布
里埃尔能够找到自己的方式来渡过她现在所处的发展时期一点
儿也不感到惊讶。自然情况下，她是会想到要来见我，因为她
这样做过好多次了，而对于我来说我当然会再一次会见她，但
时间不是现在。"

母亲的来信，1965 年 7 月 13 日

"我只是在向您转达加布里埃尔自己的请求，就她需要会
见您而言并没有夹带着我的意见。我发现这个情况几乎是不可
能得到正确评估的，因为我卷入得太深了。

加布里埃尔已经感到抑郁和伤心了，但我相信她完全有能
力通过短程咨询自己解决这些问题，以及其他问题。对于她来
说是否足够的长程咨询能够让她创造性地利用，是真正重要的

---

* 1965 年夏天是格外麻烦的一段时间，这段时间我在生病。D. W. W

问题，可是这对于我来说也是不能做出评价的情况之一。她有时候在我面前表现出稍微的伪装，不完全是她自己，似乎她还没有把她自己完全投入进她所做的和所说的事情中。但是，也许现在还不是告诉你这些长期担忧的时候。

我完全按照加布里埃尔的指令，随信附上了她的话。"

加布里埃尔的附言（口述）

"亲爱的温尼科特先生，亲爱的温尼科特先生，亲爱的温尼科特先生，我希望你保重（我不会写字）。"

母亲的来信（2个月后）

"现在加布里埃尔表现出很好的适应性，尽管我不知道这是基于什么原因。她变成一个非常有条不紊，能管理自己的小姑娘，在进行任何行动过程之前，她都会有很多谨慎的考虑。

她热爱她上的幼儿园——每天她都要去那里两个半小时——她渴望交朋友，但她发现交朋友有点困难，通常她都是一个人在玩，尽管她玩的游戏很有创造性。她似乎宁愿返回家里让她的妹妹陪伴她玩，她和妹妹的关系变得非常亲密。

她对待母亲的态度与以前相比显得更加仁慈和亲切了。

一如既往，我对她有能力深刻理解别人和情景（包括理解我），以及对她有能力表达出这些深刻理解，都感到很震惊。

当提到您名字的时候，她的神情变得凝重了，她会改变话题。当我告诉她您打电话问候她的情况时，现在她也是这样的反应（尽管我通常不会提到我们的电话谈话内容）。这之后的一段时间里，她告诉我她思考了为什么'瓦特（Wattie）'——以前我们很热爱的家庭佣人——会离开我们家，原因是因为瓦特不再喜欢加布里埃尔了。她还说学校里面的孩子们也不喜欢她。

7月末到8月初，是她经历的非常痛苦的一段时间；她似乎感到很抑郁，经常会在半夜醒来起床。她起初并不相信她不能马上见到您。她反复梦到她的妈妈和爸爸都被切成了小碎片，被放在容器里面用水煮着；无论何时只要她闭上眼睛，这些影像就会重新出现，为此，她必须保持清醒，不能睡着。

下面是8月7日的一段对话录音，这之后对话还进行了一段时间：'我又做梦了，是一个切成碎片的梦。''难道你不能尝试把碎片整合起来，让它们感觉好一点吗？''不，我不能。它们太小了，都是很小的碎片；它用开水烫我。像这些这么小的碎片，使我的嘴很疼。我必须要去见温尼科特先生，温尼科特医生。他能让有病的人没有病吗？我认为他不会像喜欢我那样喜欢任何其他人。他那里有很多精美的东西。我不能带苏珊去见他，她会打碎他的那些东西的。'

第2天，她说想设法把这些小碎块拼在一起，但总是有人把它们弄散了。我不清楚这个幻想最后的结果是什么；这个幻想似乎最后慢慢平静了下来。

几天以后，她宣布说：'我很害怕我不是像我一样的那个友好的女孩儿了。我是一个亲切的整洁的女孩儿；我会整理好东西。'她一直在强调整理东西（在某种程度上，在如此一个凌乱的家庭中，她为自己的整洁而感到幸福）。我觉得我的理解是在这幅情景图画最表面的水平上。"

母亲的来信（3周后）

"加布里埃尔已经几次提出要求去见您。我对她想见您的急切程度一点头绪也没有。

之前，她让我告诉您她生您的气了，不再邀请您会见她了。当我让她自己告诉您这些或把她的话写在信里面的时候，她说她感觉太害羞了。

近日来，她一直表现出很大的破坏性；她急切地想找到'淘气'的事情去做，而且还扬扬得意地宣布她所做的破坏性事情。通常她采取的破坏行为是撕碎或砍碎一些东西或把这些东西弄的乱七八糟。大体上就是这种新的行为。她对于这些行为很少感觉到焦虑，我的意思是没有那么明显的焦虑。她也会花很长时间去吸吮她的拇指，搓拧她自己的头发，因此她一定是处于一些烦恼之中的。"

第 12 次咨询

（1965 年 10 月 8 日）

　　我站在心理咨询室的门口，这时父亲和孩子（现在 4 岁零 1 个月）乘出租车来了。父亲径直走向等候室，我说："你好，加布里埃尔。"她目不转睛地盯着我看，然后径直走进了咨询室，咨询室的书架下面像往常一样堆满了玩具。她的肩上挎了一个很重的皮包。她一边心安理得地看着我，一边坐在了地板上，并对我说："噢，我们看看这些玩具吧。"然后，她拿起了小羊。

加布里埃尔：我们有一个玩具放在家里。很对不起，我们来的

　　　　　太晚了，可是火车停啊，停啊，停的，然后火车的后面

　　　　　就着火了，幸好没有人受伤（非常成熟的言语表达！）。

　　　　　之后火车停了好久好久。火车应该跑得很快，而且也

　　　　　不应该停下来，可是这列火车确实就停下来了。

　　她说这些话的同时，她正连接一列火车，然后她就开始玩了起来，并低声自言自语……她组装了一列杂乱的短火车，包括一匹马、一辆货车和一个牵引机车。她感到有些困惑，一些车厢没有相互链接的地方，我听见她低声对自己说：……"这连

接不上"……她或者在修理它们，或者就不要它们了。

这个时候我正坐在椅子上，没有坐在地板上（我是第1次这样），我像往常一样记着笔记。这是一个非常惊人的进步，像往常一样，她很快就对我和环境产生了信任。她很像是要给出一个例证来证明她"在有人存在的情景中独处的能力，"坐在地板上，玩耍着，低声自言自语着，而且显然是意识到了我的存在。

我注意到，她偶尔要用她身体的某个部位接触一下我的腿，因为她要弯腰去拿新的玩具。这些动作显得一点儿也不夸张，当身体接触发生时，她的身体也没有撤回去。她很喜欢与她的父亲做这样的身体接触动作。有时候她几乎坐在了我的鞋子上，与她自己大声说着话，并发出一些火车行驶的声音。大约过了一刻钟，她说了一句："哎呀！"这意味着她感到非常的热了。偶然地，她的头非常自然地抵着我的膝盖，一点儿也不显得做作。我继续什么话也没说。她的皮包仍然斜挎在肩上。当她支撑她自己站起来的时候，她的一只手经常去扶着她的皮包。

她把4个长形房子摆成正方形，并把另一个房子放在了正方形的中间。我知道这意味着一些重要的东西，与她能够成为一个容器有关系，在我脑子里面的联想中，我把这个容器及其意义与现在她背的那个皮包联系在了一起。

就在这个时候，她摘下了斜挎的皮包，并脱下了上身穿的羊毛衫，整个过程中，她的身体都很轻易地顶蹭着我的膝盖，因为我一直都坐在椅子上。她说感到热了，确实有点热。然后，她就在玩鸣响陀螺的一个零件。此刻有一个微弱焦虑表现的首要信号，虽然，事实上在整个会谈当中，并没有明显地表现出多少焦虑来。这个信号是通过她正在环顾我做记录而表现出来的。这个鸣响陀螺的零件是在一堆乱七八糟玩具中散落的两三个零件的其中之一，这个零件在她以往的游戏中起的作用很重要。她从另一个篮子中拿出了几样东西，每个玩具分别都是单独的，她对着自己自言自语，嘴唇在动，但是除了特定的几个词汇，如"玩具"可以听见外，其他的话都听不见。然后，她转过身来，并微笑着，我知道有特殊的情况发生了。事实上，她发现了那个旧的小型号电灯泡，这个灯泡在过去的咨询中是个非常重要的玩具。

加布里埃尔：给它围上一个裙子吧。

我围着灯泡裹了一些纸，它现在变成一个女士了，她把这个灯泡放在了我们面前的书桌上。

我：那是妈妈吗？

加布里埃尔：不是。

在咨询中，"是的"和"不是"有着非常确定的意义，这是这个孩子的说话特点。

我：那是加布里埃尔将来有一天长大想成为的人吗？

加布里埃尔：是的。

在咨询情境中，我与她的联结又稍微多了一些，我能够从正在发生的情况中探察到焦虑。我看到她正在用手指摩擦一个小汽车。我知道她进行着手淫的象征性活动，于是我继续没说什么话。

加布里埃尔：这个小汽车是一辆愚蠢的汽车。它东走西走，不知道想要去哪里。

而且小汽车在她的两只手中被滚来滚去。然后，她拿起了一个小玩偶人，她把它当作一个女性。

加布里埃尔：这位女士总是躺在那里。她一次又一次地躺下，躺下，躺下。

我：那是妈妈吗？

加布里埃尔：是的。

我尝试着获得一些更多的信息，但没能成功。她继续玩着，然后她说："现在我们在这里能获得什么啊？"她正在对着自己说话："请问我可以拥有这个……和这个……和这个吗？"然后，她对着一些动物说："你们站起来。"她拿起其中一只动物说："黑色没啥事情。它是什么呢？"

我对加布里埃尔所涉及有关黑色的想法都很感兴趣，此刻出现了一个新的有关黑色的话题。

我：黑色是你所看不见的吗？

加布里埃尔：我看不见你，因为你是黑色的。

我：你的意思是当我离开的时候，然后我就变黑了，这时你看不见我吗？然后，你要求来看我，而且你好好地看我，我是光亮的或其他什么不是黑色的东西吗？

> 这里的黑色在一定程度上是一种防御，也就是，用在我不在时看不见我，替代了在我不在时会想起我。

加布里埃尔：当我走开了的时候，我看着你，你就完全变黑了，温尼科特医生，难道不是这样吗？

我：如此这样一段时间后，你必须要来看见我，以便让我再变白。

她似乎已经处理了这个想法，而且她继续进行着精细的游戏。她正在尝试让一个小人偶站立在一辆货车上，这是个不可能完成的操作，在进行这个操作时，她把她的头顶住我的膝盖。我不能完全理解此刻究竟发生了什么。

我：如果我们很长时间不见面，那么你就会开始担心那个黑色东西，也就是我变了，而且你并不知道那个黑色东西是什么。

此时，我正在指出黑妈妈和她焦虑状态的黑色客体。

加布里埃尔：是的（用一种相当信服的方式回答）。

我：因此，当你来见我的时候，你要好好地看看我，以便
再把我带回到白色的状态。

加布里埃尔：是的。

现在她伸过手去拿她手提包里面的东西，手提包就放在地
板上她坐的位置旁边。

加布里埃尔：我手提包里面有一把钥匙。它在这里。我希望它
就在这里（她正在摸索那个钥匙）。这把钥匙能打开你
的门锁。如果你想要外出，我可以为你锁上门。你这
里没有钥匙，是吗？

她花了很长时间来整理手提包的搭扣，嘴里嘀咕着："我不
能吗；是的，我能。"她继续整理着，而且动作做的比实际需要
夸张得多。然后，她终于完成了这种为自己箱包上锁的任务，
并且发出了一声叹气，表明她费了好大的劲做这个事情（对冲
突的工作）。

她返回到玩具那里，凝视着一个小篮子。除了我所报告的
那些之外，我仍然没有说什么话。她拿起了那只狗（小羊），挤
压它的肚子。这使我想起了在前两三次咨询中她所做的事情，
一直到前面有一次咨询中她制造了一个大的混乱而告终。她用
自己的手指戳进另一只动物玩具的肚子里面，把里面的填充物
掏了出来，撒的满地都是。当然，她自己也想起了同样的事情，
她说："温尼科特先生，那只狗在哪里？"我指了指一只大信封，
里面装着那只曾经被她掏空了的狗，这时她说："哦！"

她又在玩耍着一个汽车玩具，把它放在自己的鼻子和嘴巴
的旁边。她拿起来一支彩笔，碰巧是一只红色的蜡笔，她用它
猛戳自己的肚子，然后用它给灯泡女士的裙子上色，然后她给

青春期的预演

灯泡扣上了一个帽子（那只洗眼杯）。她用彩笔头猛击灯泡的头部，也许她在试着给灯泡着色，然后，她把电灯泡的裙子脱下来，她曾经说过这代表她自己是一个成年女士，她开始用彩笔在裙子下面着色。过了一会儿，她重新整理好了裙子。现在裙子变成了红颜色的。然后，她把一个小人偶倚靠住一栋大房子。

　　我：那是什么？

加布里埃尔：他正在快速进入教堂（然后她说了那些一直都在她脑子中的事情）。袋子中的那只狗发生了什么事情？他是一直在那儿吗？

　　我：如果你想的话，你可以看看。

加布里埃尔：好吧。

　　她以极大的小心谨慎去探寻那个信封，花了很长时间，甚至在最后也没能把信封里面的玩具拿出来。最后，她什么也没做成，又把那个信封放回了书架下面原来的地方，并说："他的鼻子掉了；他失去了自己的鼻子；信封里面有一只狗。"

　　我：上次你把信封里面的东西都拿出来了，而且任它们撒满了地板。

加布里埃尔：是的。

　　我进行了一些解释："如果我是妈妈，它就是乳房；或者如果我是爸爸，它就是小便。"她非常明确地说："不，它是小便的那个东西"（"不"意味着它不是乳房）。

　　我：你想制造一个婴儿来摆脱混乱。

加布里埃尔：是的。

　　我：但是，你的确不知道如何制造婴儿。

加布里埃尔：不。

　　现在她正在玩火车，而且开始表现出一些焦虑，尽管表现方式不是那么明显。

加布里埃尔：现在我们很快就要坐在火车里面走了。我们把苏珊留在家里了。苏珊很可能非常生气，因为我们离开的时间那么长。

　　我：这时当你想到在火车上你自己完全拥有了爸爸，你开始感到有一点害怕了，特别是当你想到你想对他做些什么的时候，因为你想对爸爸做同样的事，就像你把填充玩具狗肚子里面的东西掏出来时，你所向我表达的那样。当你爱我的时候，爱让你想吃我的小便（这是在对咬人的蛇的恐惧中首次出现的，参看上面）。

她对着她正在操纵着的货车之一说："不要拽我的裙子！"然后，她开始穿羊毛衫，她用了很长时间穿自己的羊毛衫。

　　我：那么当你想到把我小便里面的东西完全吃进去的时候，你确实感到有一些害怕。

加布里埃尔：是的。咔啾（Katchou）！（通过穿毛衣她真正想表达的意思是，"好热啊，我有多么累啊"）。

　　我：你想要我帮助你吗？

加布里埃尔：不需要。

于是我做了一大段的解释。

　　我：当你想起黑色的温尼科特，他就在那里但是不能被你看见的时候；或者，他实际上确实不在那里，你因为他不在那里而对他生气的时候，你就会感到害怕。

关于那只狗掉了鼻子的想法，你也感到害怕，因为那似乎是咬掉了我的小便。你也在生我的气，因为我不能总是属于你。

你也害怕想到：当你爱我的时候，你就会把我小便里面的东西掏出来。

加布里埃尔：是的。

我：如果那是妈妈的乳房呐，你得到里面的东西就会变胖
和长大，但是，当它是小便的时候，你确实是想得到
里面的东西来制造婴儿。

加布里埃尔：哦！是的。

我：放在你皮包里面的钥匙，似乎就像是在你身体里面有
一个地方是用来存储你从我这里得到的东西一样，我
小便里面的东西是为你保存的，这些东西有可能会变
成一个婴儿。

说这些话的整个时间里面，她一直在穿她的羊毛衫。我们
已经过了45分钟，她说了一些所有事情马上就要结束的话。羊
毛衫终于穿上了。她感到很累。她站了起来，用她的一只手捂
着她的手提包。她打开了手提包，拿出了钥匙，在锁上面捅着。

我：假如你是个男人，你将会把你的小便插入裙子下面的
洞里面。

加布里埃尔：我打算带一些苹果汁上火车，你知道吗？爸爸说
我们必须记着要给苏珊带回去一些苹果汁。

焦虑。防御性退
行进入了想法中

我：你对你自己独占了我确实感到了一些害怕。当你独自
占有我或爸爸的时候，你让小便进去并制造婴儿，这
样你就没必要去攻击它并把它里面的东西掏出来了，
因而你对此也就不感到那么害怕了，可是，那时你感
觉苏珊将会嫉妒的，因为它是那么的好。

加布里埃尔重新开始了她的游戏。这当中一直没有表现出
明显的焦虑，这时的焦虑是观察者（咨询师）根据行为和话语
而推测出来的。她首先是玩2个客体（玩具），然后是3个客体，

之后是4个客体。

我解释说，她正在向我展示她可以把2个人弄在一起，而且，她可以介入到爸爸和妈妈之间，来联接或分离他们两个人，这样就变成了3个人。但是，当她想把苏珊也加入进来时，这有点超出她所能做的了——第4个人的存在显然是不合适的。这大概就是我想解释的。

加布里埃尔：温尼科特先生，我只是去一下洗手间。我很快就
        会回来。

于是，她离开了地板上自己的手提包和那些玩具，非常自信地走了出去。她小心地关上了门（这扇门，在她一开始来做咨询的时候，她是很难关上的；这扇门已经被修理过了，而且她似乎注意到了这个变化）。大约用了3分钟，她回来了，再一次小心地关上了门，又开始了她的游戏。

加布里埃尔（一头扎入了她的皮包）：放哪儿了？我把它放哪
        里了？在哪里……？（重复着）？钥匙应该在这里啊，
        但是它却不在了。哦，在这里啊（钥匙就在玩具中间）。

于是她拿起钥匙，并尝试用钥匙开我咨询室的门锁（门闩盖住了锁孔，根本就不能移动，因为被油漆卡住了。我试着帮助她挪开门闩，但没有成功）。

我：你可以试试门的另一面（外面）。

加布里埃尔：可是我不能把我自己锁在外面啊（故意开了个玩
        笑）。我还是想在里面的。当我要走的时候，我可以在
        外面打开门锁……（暗示：你这个主意是没用的）。我
        不可能进来让我自己出去。如果我把我自己锁在里
        面，我还是可以出去的。而且很快就……。

我：很快就要到走的时间了。

加布里埃尔：是啊。如果我从外面锁门，我就把你锁在里面了。

我：这就让我很像手提包里面的那把钥匙了。（这几乎是不需要说的。）现在到结束的时间了。

她早就做好了走的准备，于是她收起了她的手提包，把钥匙小心翼翼地放在包里面的一个合适的夹层中。但是从她包里面掉出一个明信片。我提醒她明信片掉出来了，她拿起来让我看："一些小兔子正在穿过河；当我们去散步时，有时也过河。"她走了出去，用她那有魔力的钥匙把门关上了，并说了"再见，"声音穿过了已经关上的门，之后她吆喝着她的父亲，两个人一起离开了。

一些评论

我坐在椅子上——这是首次

1. 关于内化客体的容器主题＝温尼科特抱持和保护。

2. 她自己作为女孩儿穿着裙子。

3. 女性自慰阴蒂的活动。

4. 女人总是躺下的想法（月经主题之前的准备）。

5. 黑色作为对缺失的否认（可以看做是对看不见的否认），遮蔽对缺失客体的记忆。

6. 她的手提包的锁。钥匙插在门锁里。裙子上的红色（月经）。女性生殖器性欲的想法——阴户，阴道。

7. 对再一次施虐性攻击农牧神（狗）的肚子要引起警觉和关注。

8. 源自于男人的婴儿。被容忍的不成熟。

9. 第 4 个人的主题——没有她妹妹（苏珊）的位置。

母亲的来信

"我非常地感谢您能把上次您与加布里埃尔的咨询记录打印稿发给我看。您是一个很大方的人，得知您知道我将会多么享受地阅读您的记录时，我也非常的高兴。

我想我的丈夫已经在电话中告诉了您，自从加布里埃尔上次会见您以来，她一直表现得非常平静——很少吸吮拇指，非常少有破坏性行为，对自己的一些小缺点也能幽默地思考。

在我的脑海中，有一天突然意识到，我们总是写信向您汇报加布里埃尔的错误和问题，而不是汇报她那些变得正常和逐渐被理解的内容；但是，在那个时候，她的那些错误和问题对我们来说感到更急切些。

我很愿意告诉您——尽管您可能知道了——给您写信对我的帮助非常大；在某种程度上使我的困惑和恐惧有了具体的形式，随着我对这些知识的接受，理解也大大加深了；而且也逐渐触摸和感受到了与您的关系。我可以肯定的是，所有这些都帮助我逐渐处理了加布里埃尔带给我的焦虑，而且帮助我找到了我与加布里埃尔之间正确的关系。在苏珊出生的时候，我感受到了非常强烈的焦虑——我忘记了我是否告诉过你，我有一个弟弟，我非常地怨恨他，他出生的时候，我恰好几乎与加布里埃尔在苏珊出生时的年龄一样大。"

母亲的来信

"在我正要着手给您写信的时候，您就来信了。加布里埃尔看起来一直都很好；几乎很少吸吮拇指了，她全神贯注地玩，并且寻找着她自己的游戏。

两三天之前，她抱怨说做了几个噩梦：'温尼科特医生不再帮助她了。'——然后是'当电视天线被吹倒时，那个男人是如何又一次举起电视天线的？'

第二天吃午饭的时候她说：'我越是去见温尼科特医生，我做的噩梦就越多。'我有一点装模作样地说：'也许这些梦是想告诉你一些事情，你应该听一听这些梦在说什么。''我不想听。'她对着苏珊说：'我们给温尼科特医生邮寄一把刀子，把他的那些梦都切碎了。'然后对着我说：'为什么是温尼科特'医生'啊？'（她经常问这个问题。）——'因为他就是一个医生。'然后就戏弄地说一个词'达克达克（docdoc）'，这是苏珊叫巧克力的词汇。

吃完午饭后，她口述了一封信，附在我的信封里寄给您。稍后她说：'温尼科特医生会认为收到这封信很滑稽'——我问道：'这件事情是滑稽的，还是很严肃的？'——'两者都有吧。'"

加布里埃尔的来信（口述）

"我们将会邮寄给你一把刀子，把你的那些梦都切碎，我们也会把我们的手指邮寄给你，它们会举着刀子，当下雪的时候，我们也会邮寄给你一些雪球让你舔，我们将寄给你一些彩笔来画一个男人。当你去上大学时，我们将寄给你一套衣服。

　　深深地祝福你的那些花草和你的那些树和你水池中的那些鱼。

爱你的

（签名）加布里埃尔

　　"我们心中带着最美好的祝愿正打算要来见您。"（实际上我没有花园，但是，透过咨询室的后窗户可以看到一个小的屋顶花园。）

母亲的来信

　　"自从上次给您写信以来——仅仅是3或4天之前——加布里埃尔一直表现得很沮丧，总是躺在地板上吸吮她的拇指，对于任何刺激都表现出眼泪汪汪的样子，而且晚上也不睡觉。她急切地要求去见您。她问过我好几次，随我的信邮寄给您的她口述的信里面都说了些什么，她说她不记得都说了什么。

　　她给您口述信之后的那一天，她总是躺在地板上吸吮着她的拇指。'你累了吗？'——'不，我很沮丧。'——'？'——'关于温尼科特医生的事情，关于温尼科特医生的小便。'——'我明天就想去见温尼科特医生。这回我要真正地告诉他究竟发生了什么事情。'——'幸好你是知道的，绝大多数人并不知道发生了什么。'——'我不知道，但我始终能告诉他发生了什么。'

　　她'一不小心'把一篮苹果从楼梯顶部滚落在苏珊的身上，而且砸坏了苏珊的电话。之后，她变得对她自己非常的凶狠，她让苏珊扇她耳光，她也重重地击打自己。我发现她自我谴责的凶狠劲儿真有点儿可怕，尽管最近这些表现并没有再出现。"

"附言：我重新读了我写给您的信，我感觉我描述的情景太灰暗了。我所描述的事情仅仅是最近出现的，但并不突然，同时，我感觉她绝大多数时间里表现是很好的，特别是自从上次与您咨询以来。"

第 13 次咨询

（1965 年 11 月 23 日）

　　加布里埃尔进入咨询室的行为表现非常特别，其特征是羞怯；她现在已经 4 岁零 3 个月了。当她进入咨询室后，她便关上了门，径直走向放玩具的地方。我又坐回了椅子，伏在桌子上做记录。

加布里埃尔：出来（她把所有的玩具都拿出来放在地板上，自言自语了一大段话）。教堂在那儿，难道不是吗，温尼科特先生？（这些房子是特别摆放着的。）这些小房子排成一排，那些大房子摆成另一排。

　　我们一起讨论了这样摆放玩具的意义：孩子们一排，成年人一排。

加布里埃尔：是的，这些是成年人，而这里的这些是孩子们（等等）。

　　然后，她把孩子们分配给了成年人们。

加布里埃尔：你知道吗，苏珊在等待晚餐的时候，她从婴儿车里面掉出来了，而且她磕坏了嘴唇。她正在吃晚饭。

她咬了自己的嘴唇。现在嘴唇好了。难道不有趣吗？

嘴唇好了。

我：你好了吗？

她在表明她正好与苏珊相反，她自己的伤口还没好。我能够理解，她正在以我的各种角色来讨论我。

我：苏珊一直没有来见我。

（我知道她经常想把苏珊带来见我，但她没有把苏珊带来以及完全独自拥有了我，这对她来说是非常重要的。）她继续玩着玩具，并说："你快看，它从火车上脱落下来了；我能自己修好它。"而且她确实修好了玩具。

我：你可以成为一个修理工了，现在你不再需要我为你修东西了。这样我就是温尼科特先生了。

加布里埃尔：在火车上有一些人做着修补工作。你知道吗，火车上根本就没有座位，我们得站着，我们在走廊上走啊走的，好不容易我们发现了一个地方，那里放着一个袋子，我们坐在了上面；可能有人把他们的袋子遗留在那里了。

她摆了两辆货车，有时候头对头，有时候尾对着尾。然后她说："所有国王的马都不能拖……"

我：他们不能修复摔碎了的鸡蛋矮胖子（Humpty Dumpty，译者注：英国童谣中从墙上摔下跌得粉碎的蛋形矮胖子）。

加布里埃尔：不能修复，因为他是个鸡蛋。

我：你觉得你不能被修复。*

加布里埃尔：苏珊每天晚上都想吃个鸡蛋，她特别喜欢鸡蛋；我

---

* 我认为这里我犯了个错误；我应该等待和容许她的发展。

不是那么喜欢鸡蛋。苏珊是那么喜欢鸡蛋，以至于她只

吃鸡蛋，其他的什么都不吃。难道这不是很滑稽吗？

这里表现出了她处在现实修复中的困难境地。

加布里埃尔：我找不到固定这个玩具的地方。没有相互钩起来

的地方。我们能找到一个钩子吗？

她把各种各样的火车车厢、货车和房子等玩具分门别类地专门摆排成几条平行线，玩具的摆排很有序，但不至于强迫性的精准。加布里埃尔评论说，"温尼科特先生有很多玩具供我来游戏，"她继续摆弄着那些火车，把本来混乱一堆的火车摆放得非常有序而且整齐。

加布里埃尔：这个玩具的钩子掉了；这难道不是很傻吗？我正

在修复它（而且她修好了它，表现出很精巧的技术）。

我确实能够再把它放进去。

我：加布里埃尔也是一个修复者。

加布里埃尔：爸爸也能修理东西；我们两个都是聪明人。妈妈

一点儿也不聪明。在学校里，我为我自己做了一个牵

引车，我也给苏珊做了一个。在做牵引车的时候，我

弄得满身都是胶水。乱糟糟的一大堆胶水。那是非常

好的牵引车。一个是给苏珊的，而且我把它放在学校

了。之后学校便放期中假了，我没法去拿回来。你知

道吗，温尼科特先生，火车在慢慢地走，但是在去伦

敦的一路上，火车没有停过（今天地上有雪）。然后，

火车又快速地开走了。

突然，加布里埃尔注意到在她头顶上方的架子上放的一个大碗。

加布里埃尔：我喜欢那个上面画着中国画的碗。

而且，她表现出了普通孩子玩游戏时的一切特点。我们要一遍又一遍地转那个大碗。她说："其中一个孩子跌倒了。"她注意到了发生的每件事情，而且对这些事感到很高兴。

加布里埃尔［唱歌］：我很长时间没有见到你了，因此当我来看见你的时候，我感到有些害羞，我明天将见不到你了，还有再明天再明天。

我：你是不是对见不到我感到伤心？

加布里埃尔：是的，我很想每天都能见到你，但是那不可能，因为我必须要去上学。我想我应该会去上学的。

我：你以前常常来我这里被修复，但是现在你来了，因为你喜欢这里。当你想要来这里被修复的时候，你就来吧，无论你上不上学，你都来。但是现在你仅仅是喜欢这里，那你就不能来的那么勤了。这使你感到伤心。

加布里埃尔：当我再来见你的时候，我就是你的拜访者了。当你到牛津的时候，你就是我的拜访者了。难道这不是很奇怪吗？也许你会在圣诞节之后来看我。

我：今天你有什么事情需要被修复吗？

加布里埃尔：没有了，我没有打碎任何东西。现在我要打碎这个东西。这个螺丝钉掉进去了。

我：可以，你自己把它修好吧，而且你自己能修好你自己。*

加布里埃尔：今天苏珊钻进了狗箱子。这是一个新的玩具。

她站在了大象玩具上面，大象发出了吱吱的声音。

---

* 我本来可以说，"你把温尼科特修理者放在了你的内心里面，而且你随身带着他。"等等。

此刻她要求我帮助她修理火车，她修理这个火车有点困难。

加布里埃尔：你是个医生，一个真正的医生，这就是你被称作温尼科特医生的原因。

我：你喜欢来这里被修复？还是你喜欢来这里寻找快乐？

加布里埃尔：来这里寻找快乐，因为到那时候我就能玩更多的游戏了（她说这话时非常的确定）。我能听到外面有人在吹口哨。

我并没有听到有人吹哨，我说："或许是我写字发出的声音？"

加布里埃尔：不是，现在有人在喊叫呢（真的有人在喊叫）。没有那么多钩子。当我们要来见你的时候，我们会来的早一点，以便我们到处走走，那样的话，我必须要给苏珊和妈妈买点东西。我喜欢苏珊和妈妈。

我：此刻这里只有加布里埃尔和我。当你来见我的时候，苏珊是不是生气了？

加布里埃尔：你知道苏珊……她喜欢看我跳舞。她多大了吗？她2岁了。我4岁了。下一个生日我就5岁了，而苏珊将是3岁。

一直到现在，她几乎差不多把所有的玩具都摆成了平行线，大概有10条或12条左右的玩具平行线，其中一条有三套房子的线设置成一个角度。

加布里埃尔：温尼科特医生，我正好要去一下厕所。你照看一下这些玩具。不要让我爸爸进来。

当她走出去的时候，她小心谨慎地关上了房门，离开了大约3分钟。

加布里埃尔：好啦！温尼科特先生，我打算比平常在这里多呆
一会儿。如果我有更多的时间，我就可以玩的更多一
些。我不需要急匆匆地离开这里。

我：有时候，你对一些事情感到害怕了，于是你就想要赶
紧离开。

加布里埃尔：因为时间太晚了。我解不开这个（我没有为她解
开）。你认为这个能放到那个上面吗？（也就是，把那
个 7 岁女孩儿的画像放到书架上面）。这个也可以放
到那上面。如果你把它们放上去，就不要把它们拿下
来——就让它们待在那儿吧。

我：一直到你下次来。你觉得这样就会给你一些下次再来
见我的希望。

加布里埃尔：永远不要拿下来。

那时，她看着那个画像，它安装在一个椭圆形的底座中，
她说："看，她在一个鸡蛋中。"

我：如果她没有位置去坐，她将会像鸡蛋矮胖子（Humpty
Dumpty）一样，会摔得粉碎；但是，你在这里有个位
置坐着。

然后，她为我讲了关于鸡蛋的事情。

加布里埃尔：如果你把一个生鸡蛋打碎了，因为它是软的，它
会溅得到处都是，会把所有东西弄脏，但是，如果鸡
蛋被煮熟了，它就会变硬，打开它的话，它仅仅会变
成碎屑。

我：我把一个鸡蛋放在加布里埃尔附近，她感到很好。

加布里埃尔：是的。

然后，她拿起了所有蓝色的房子，把它们围成一个圆圈，

自我放纵（享乐）
的能力，但她也
激发出了焦虑

圆圈的中间放了一个红色的房子，她说："我打算把这些房子排成一排，就像这样，"说着她把所有的房子分别两两相挨，排成了紧密的一排。

加布里埃尔：如果我看到更多的玩具，我将会把它们摆成一排。

现在她正在收集各种小人偶、树和动物："有好多东西"（一直在说着）。她尽可能地让这些玩具站立在地毯上。我听不清楚她在高兴地说着什么，因为她是在对着自己说话，显得那么幸福、放松、满足，并具有创造性和丰富的想象性。她背对着我，在说一些类似这样的话："我把它留下来。温尼科特先生，我可以拿走这个，这个，还有这个吗？我会把它们拿回来的。我将拿走两个。我给你留下3或4个。我有3个。"（事实上，在最后，她并没有拿走任何玩具，很显然她是忘记了这个事情。）

加布里埃尔：轮到谁清洗浴缸了？

这是一个似乎很难回答的问题。这个问题与她和妹妹竞争这个特权有关系。我没有想当然地认为：从父母的立场来看，她们在家里就这个问题存在着现实的竞争。她正在把一些动物玩具拿在手里并发出动物的叫声。

加布里埃尔：我喜欢清洗浴缸。你们就待在那里（她对着那些
　　　　　动物说）；不是你，奶牛，是你狗；你，奶牛，一点也
　　　　　不要动；否则……你们将会被变成女巫。

　　我：你要告诉我一个梦吗？

加布里埃尔：是的。我不喜欢这个梦。是一个令人害怕的梦。我
　　　　　被变成了一个小人儿，有着两只小小的脚。在早上，
　　　　　我变成了一个巨人。从前他们没有商店。

　　我：是吗？（我鼓励她继续说）。

加布里埃尔：是的，他们不修建商店，如果他们要卖掉薰衣

草，他们便到处走，一边走一边吆喝："谁买我的薰衣
草？"……（吆喝着唱起来）。只需要1个便士。如果
苏珊不让人走上楼梯，他们就得付6个便士；难道这
不贵吗？……我只让他们付1个便士，不贵吧？

我努力地去理解她这些话的含义是什么；似乎是在说苏珊
的小气和不厚道有关系。然后，她朝窗户外面望去。

加布里埃尔：有人有屋顶花园；那很滑稽；我上不到那里去。我
想知道他们是怎么去浇花的。他们用一根铁棍打开窗
户，然后把水弄到像烟囱一样的喷壶里面。他们使它
喷射全部的花，这样每只花都得到了水。他们用勺子
往喷壶里面舀水，然后让水从上面洒下，他们不断地
这样做。（稍微过了一会儿）那是你的棚子吗？哦！
你不可能到达那个棚子上，是吗？这些是塑料花吗？

我：不，它们是真的花。

加布里埃尔：我喜欢塑料花。那些是塑料花（不是真的）。

我：你喜欢真的还是塑料的小孩和动物？（此刻她选择了
真的）。

加布里埃尔：那个木制的东西是什么？（她发现了一把木制的
圆柱形尺子的一端，这把尺子是另一个孩子留在这里
的，它夹在几本书中间。）我可以把它取出来吗？

我：好吧。

加布里埃尔：它是干什么用的？

我：它是一把尺子。

加布里埃尔把尺子当作了擀面杖，似乎它确实是她一直要
寻找的东西。首先它是被用来擀面饼的。那么这里有另一个作
用，即厨师角色，我向她指出了这一点。旋转和滚动发展成为

一个游戏，这个游戏涉及了整个空间。

加布里埃尔：当女人来修理东西的时候，厨师假装睡着了。你
得让她醒来，然后她才能多做点饭。

她在尝试着表达，当温尼科特处在一种角色中的时候，他
的其他角色和功能可能是做什么的。会做修复工作的温尼科特
医生离开去度假了，那么还有会做饭的温尼科特先生出现了。
当她需要修理的时候，那么温尼科特医生又回来了。然后她就
去准备煤气炉了。

加布里埃尔：你怎么点燃煤气炉?

我走过去并示范给她看。

我：现在修理师温尼科特和厨师温尼科特都走了，还有另
一个温尼科特，老师温尼科特。然后，还有一个玩游
戏的温尼科特。

（对于我自己，在整个情景中，我被置于一旁了，毋庸置
疑，在4个角色中最有价值的是游戏角色，特别是她那个我曾
经称作的"在我在场时独自存在着"的游戏角色。）她提醒她自
己还存在另一个角色，这个角色与废纸篓的使用有关，而废
纸篓可以被认为是那个帮助她处理掉她用完东西的温尼科特
（垃圾箱温尼科特）。

在这个过程中，加布里埃尔发展出了一个有组织的游戏，
在这个游戏中，我们来回滚动和旋转着圆柱形木尺，而且她越
来越靠近我，以至于当她滚动木尺的时候，木尺碰到了我的膝
盖。此刻她赋予了我第5个角色，这个角色中的我对她来说很
重要，这是一个在她移动的时候她可以碰触和倚靠的人，用这
种方式，她可以在从她真实自体中区分出那些不是她自己的元
素的尝试中使用这个人。在某一时刻，当木尺碰到我膝盖的时

候，我顺势抬起膝盖并向后移动，以热情投入的态度配合着游戏，并满足此刻她的需要。（对于这个年龄的孩子来说，除非他们玩的游戏首先是喜欢的和享受的，否则要想从游戏中获得意义是不可能的。游戏治疗的一个原则是，在游戏的内容被用来解释之前，治疗师一定要让游戏中的儿童感到享受和乐趣。）这看起来好像是加布里埃尔已经完成了她赋予我各种角色方式的排列，而且她在这些游戏方式中使用了我。

在最后的一段时间里，她觉得她需要比平常多停留一小会儿，因为，当她不感觉到害怕的时候，而且当她能够获得愉快和能够以一种积极的方式表达她作为一个人与我发生关系的时候，她是喜欢与我在一起的。在最后一刻的时候，她为自己的角色排列中又增加了一个角色，并说："我将整理和收拾的工作委托给你做。"于是她便离开了，并非常小心谨慎地把门完全关上了。她从等候室叫走了她的父亲。就在这一时刻，我打开了门，与他们两个人说了再见，因为，在某种程度上，这是一种父亲应有的姿态，而且我感觉到加布里埃尔已经完成了她想要告诉我的事情。

一些评论

1. 分配成年人给孩子——保持我全部归属于她自己。

2. 成为她自己的"修复者"能力的发展。

3. 火车（分析过程）慢慢地走，但全程的目的地是伦敦＝它的终点。

4. 看到了咨询要结束的前景所带来的悲伤。

5. 在我生命中她的位置是安全的。

6. 已经坚实地组合在一起的表达；她现在是满足的和具
有创造性的。

7. 对她使用过的温尼科特所承担各种角色的回顾。

父母的来信（在外度假写来的）

"加布里埃尔给我们看了您的来信；您真好，能为她提供一
个见面机会。

在许多方面，她一直都表现得很好，精力充沛，热情奔放，
而且在玩游戏和唱歌方面很有创造性。

在这段时间里，她经常散步几个小时，也去冰河里面划船，
喜欢尝试有难度的生活方式，她也能比较舒服地接触被她称为
"女汉子"的她自己的另一面。

在与陌生人接触的时候，特别是接触男人的时候，她是害
羞的，表现得非常不自然，以一种痛苦的矫揉造作的女性温柔
回应着。一些陌生人通常更乐意接触她的妹妹苏珊，妹妹苏珊
有着卷曲的头发，性格外向，大方不害羞，而对于加布里埃尔，
人们更多的是常常询问她扭捏的外表。

加布里埃尔与苏珊非常的亲近，她非常细心地对待妹妹，
甜言蜜语地哄她，她经常充当妹妹与我们之间的调解人。她经
常通过转移苏珊的注意，或者通过一些创造的能力，而不是通
过直接攻击，来尝试和获得她想要行事的方式，她的这些做法
让我们有很大的触动，尽管有时候她会表现出痛苦和无助感，
也会被嫉妒困扰，而这时苏珊做什么都不对。前几天，她两人
正在打斗的很凶的时候，她突然亲了苏珊一口并说：'可是我
喜欢你。'这与苏珊的表现非常不同，苏珊对加布里埃尔的非

常强烈的尊敬与她无情地想破坏加布里埃尔的优越性是交替出现的。"

第14次会谈

（1966年3月18日）

　　加布里埃尔（现在4岁零6个月）由她的父亲带着进来见我。她显然对自己又一次站在咨询室门前感到非常高兴。我站着没动，她藏在爸爸的身后蹑手蹑脚地、慢慢地走着，她以这样的方式偷偷地进来了。她径直地走向咨询室，并说道："我要脱下我的外衣，"然后她把外套扔在地板上，并快速地伸手去拿那些玩具。在她摆弄玩具的时候，她一直在说话："达特，达特；德尔；噢，这些都缠在一起了。"我意识到她有严重的鼻塞。很快她也咳嗽起来，然而在其他方面她表现得非常精力充沛。

加布里埃尔：在那儿。在那儿。就在那里。

　　她坐在地板上专注着游戏，背对着我，似乎她正在把自己与另外的参观和视察联系在一起。她说的话都是在描述她正在做什么。某一刻她说道："我这样做的方式真的对吗？还是不对吗？"她正在展示着一个无疑是被她认同了的超我。我说道："是的，我想是那样做的，但你可以按你喜欢的方式去做。"

　　加布里埃尔唠唠叨叨地说着她是如何发现这些玩具的。似乎她曾经把这些玩具放在了一个口袋里面，这时她发现有两个玩具在一个口袋里，还有两个玩具在另一个口袋里面。她正在尝试把两种不一样的火车车厢连接起来。然后，她递给我一个东西让我修理，她以前经常这样做。正当我在修理的时候，她朝着书架上的一个新玩具走了过去，这个玩具的造型是一个小男孩拉着上面坐着一个小女孩的雪橇。

加布里埃尔：是圣诞节的礼物吗？真可爱。它能活动吗？

我：如果你想象它是能活动的，那它才活动。

然后，她返回来要我修理的玩具。

加布里埃尔：谢谢你。我要把所有玩具都弄出去。

她把所有的玩具在地板上堆成一个大堆，像重新开始接触她的老朋友一样。

加布里埃尔：看，这只篮子被染上了草莓斑点，这只也是。

因此，它们两只都是放草莓的篮子。随着一声叫喊，她拿起了篮子，并把篮子里面的东西全部倾倒在其他玩具上面。

加布里埃尔：这个应该在那儿，难道不是吗？

她挑出了猴子和运货车，这些玩具原本是放在书架上的。

我：可是它们不是和其他所有玩具在一起的吗？

加布里埃尔：曾经我们是从那个上面把它们拿下来的。

在那个时候，她的身体正在接触我的膝盖。她拿起了小羊并说道："这只狗发生了什么事情？"我递给她那个装小狗的信封。

加布里埃尔：为什么他会在这里面？（她朝信封里面看着。）你还没有修复他吧。不是你淘气吧！事实上你一定是修理过他的。

然后她拿出那个神秘的东西，问道："这个是什么？"我们从来就不知道这是个什么东西；它有可能是鸣响陀螺的一个部件。

加布里埃尔：这个是什么？它一点儿都不好。

我说那是一个油罐车。她说它不好的意思是这个油罐车没有钩子。现在已经接近了重新接触和认识玩具的尾声，她说："你有没有在哪里见到一个贝壳？我想听声音。"这个时候，她正坐在我的脚上，我说了一些她与父亲坐在海滩上的话。这个情景似乎让她感觉到了她与海滩之间有某种意义上的关联，而且似乎她相信她听到了海的声音。

她拿起一个有许多轮子的火车，一个一个数着轮子，并赋予它们颜色。她钟爱地抚摩着这辆火车头，她大声说着火车，并在她的两只大腿上摩擦着火车，然后让它从后到前越过了她的头顶。这个活动变成了一个游戏，以至于火车从头顶上下来越过了她的脸，接着掉到了地板上，随之发出了一个声音，这个声音似乎标志着达到了高潮。她尝试着把火车头与火车车厢连接起来，但是没有成功。她拿出老男人和男孩儿的玩偶，让他们坐下来，说道："你坐在这里，你坐在那里。"然后，依然重新恢复旧的游戏细节，她说道："你能（在灯泡上）画画吗？上下都画上锯齿形的线。这是一个真的电灯泡。"我把灯泡弄掉了。

加布里埃尔：灯泡应该亮起来。

现在她和这些玩具的游戏完成了，她问我说："你去教堂吗？"我不知道如何回答。

我：哦，有时候去。你去吗？

加布里埃尔：我愿意去，但是妈妈和爸爸不喜欢去教堂。我不知道为什么他们不喜欢去。

> 我：为什么人们要去教堂呢？

加布里埃尔：我不知道啊。

> 我：是不是与上帝有关系啊？

加布里埃尔：不是。

此时此刻，她拿起一个房子，嘴里喃喃自语着。现在她要从上次咨询的游戏中拿一些玩具来，于是说："那个可以滚动的玩具在哪里？"就是那个圆柱形的木尺，它是被其他患者留在这里的。我找到了那把木尺，现在她已经设计了一个游戏，这个游戏是她沟通的主要部分。这个游戏还是源于过去的游戏，所以我们能够使用各种各样很方便的形式。在咨询室的前半部分，我们彼此双膝相对跪在地上。她朝着我滚动木尺，用木尺杀死了我。我死了，而她躲藏起来了。然后，我活过来了，而且我找不到她了。

逐渐地，我把这些游戏内容变成了一种解释。我们把这个游戏做了好几次，有时候我是杀死她的人。越来越清楚地显示出这个游戏与悲伤有关系。

例如，假如是她把我杀死，那么当我活过来的时候，我想不起来她了。这是通过她躲藏起来而象征的，可是我最后终于发现了她，于是我说："哦！我想起来我已经忘记了的事情。"尽管这个游戏给我们带来了极大的快乐，但是也潜在着焦虑和悲痛。无论是谁藏起来都会露出一只腿或其他什么，以便让想不起来丧失的人所导致的巨大痛苦不会持续太久或太极端。除其他事件之外，这个游戏可以与当她很久没能见到我时所发生的情况相联结起来。逐渐地，这个游戏发生了改变，内容更突显出躲藏起来的方面。例如，我得在她用来藏自己的桌子后面四处爬行，于是我们两个人就都出现在桌子那里了。我越来越

针对各种各样的分离和结束的反应而工作

清晰地看出来，她正在玩的游戏内容显然是属于孩子出生的构想。在某一个时刻，我清楚地解释了她在咨询中之所以感到快乐是因为她独自拥有了我。这里有一个细节可以证明，当她从前门走出去的时候，我听到她对她的父亲说："苏珊在哪里？"

此时的游戏内容如下：我被窗帘盖着，最后我只好从窗帘下面重复地大叫着突然露出来，这场景似乎就是一种分娩的情景。然后我不得不撑起窗帘变成了一个房子，她爬进了我撑起的房子，很快房子变得很大，最后我不能再容纳她了，于是我把她推了出去。随着游戏的进展，我说："我恨你，"同时我把她推离开我。

她在这个游戏中玩得非常兴奋。突然她感到双腿之间很疼，片刻过后，她走出去上卫生间小便。此刻游戏高潮的内容与以下有关系：当胎儿长的太大时，母亲有想把胎儿生下来的需要。与这个需要所伴随和相关的是，对逐渐变大和变老的悲伤，而且发现玩这个在母亲肚子里面并获得出生的游戏是相当困难和疲劳的。

本次咨询在以下这段情景中结束了，她在咨询室的中央拿起了两块窗帘布，匆忙地来回跑着。

加布里埃尔：我是风，当心！

在游戏中几乎没有敌意，而且我提到了呼吸，这是人要活着的必需条件，而且人出生前是不能享受到呼吸的。

此时，她想离开了。

一些评论

1. 与超我协调一致。

2. 具有享受生殖器乐趣潜在能力的证据。

3. 修通对扩展性分离和准备结束咨询的反应。

4. 出生的主题。

第 15 次会谈

（1966 年 8 月 3 日）

加布里埃尔（现在将近 5 岁了）跟随着父亲到达我的工作室，她看上去非常的健康和活泼，更像一个完整的人。她很热切，而且充满了希望。我们谈论了一会儿她刚刚度过的假期，也说了一会儿显然是水暖工正在施工的我的房子。她径直地走向了那些玩具（同时她的爸爸去了等候室），我的座位是一把很低的椅子，前面放着一个小桌子，上面有几张纸，是我用来做咨询记录的，在我还没有坐到椅子中的时候，她说："多好的小狗啊，"她手里攥着那个旧的鸣响陀螺的零件。"现在我 4 岁——已经 8 月份了"（意思是她马上过年就 5 岁了）。此刻发生了好多我无法记录下来的情景，因为我使用的是一类在混乱的玩具中统计所有细节的速记方法。

加布里埃尔：船。看我的灯笼裤。滚子在哪里？

我把那把圆柱形木尺拿给她，她在上次咨询中用这把木尺进行了一个特殊的游戏。

加布里埃尔：太好了。我们要玩游戏……

我走向房间的主要区域，我们都占据了各自的位置。我装着不知道玩什么游戏的样子，她展示给我看我们如何来回滚那把尺子。当尺子碰到我膝盖时，我被杀并跌倒死去，然后有一段时间游戏的主题是躲藏和寻找。当我记录这段时，她说："你总是在写。"而我告诉她，做记录是为了我能回忆起来在咨询中所发生的细节。

我：其实我不用记录就可以记得发生的事情，但我记不住细节，我喜欢记住所有发生的细节，以便我能全面思考。

我们来来往往地玩着滚尺子游戏，当她杀死我之后，紧接着就开始玩藏猫猫游戏。然后，我杀死她，我自己藏起来，让她来寻找。我说她是想让我知道，当我们分开或度假的时候，她忘记了我，我也忘记了她，但我们确实都相信我们彼此能够找到对方。

没有绝望的分离

她很快就完成了在这个藏猫猫游戏语言中她所说的内容，并且又返回去玩玩具了。此刻，她做事情的样子相当地仔细和专注，并吸引人的注意。她拿起那个上面画着人脸的小电灯泡，并把它放进了自己的嘴巴里，用意味深长的方式注视着我，然后，她提起自己的裙子下缘，抬到了她的短裤位置。这是一种音乐厅舞会的邀请方式。除此之外，她说她知道一种说'好国王瓦茨拉夫'的顽皮方式，这是她妈妈知道的：

加布里埃尔：好国王瓦茨拉夫面临着斯蒂芬的宴会。

一个雪球击中了他的长鼻子，他的长鼻子变得凹凸不平。

那一夜，月亮明亮地照着大地，虽然疼痛无法忍受。

然后，医生出现了，他骑着一匹骡子……

在这段情节中，存在一些广泛的兴奋，我从信封中拉出了那只狗，与她合作表演。它开始作为电灯泡上画的那个脸的一个备份。

加布里埃尔：我将让你看我能画什么。我几乎不画耳朵；它有
　　　　　着长长的头发，迷人的头发——看啊，我已经画到
　　　　　了另一张纸上，画到了桌子上。这有点是胡乱涂鸦
　　　　　了……

此时，我说似乎她正在画给我看一个梦，而梦中的一些事
情溢出到了清醒的生活中。似乎这就是她想要的，因为现在她
告诉了我一个梦，仿佛这就是她醒来想要告诉我的事情。

加布里埃尔：我做了一个关于你的梦。我在梦里敲你房子的门。
　　　　　我看见温尼科特医生在他花园的水池里面。因此我就
　　　　　头朝下扎入水池的水里了。爸爸看见我在水池里面对
　　　　　温尼科特医生又是拥抱又是亲吻的，所以他也一头扎
　　　　　进了水里。

　　　　　　紧接着妈妈也一头扎进水里，然后是苏珊，和（这
　　　　　里她列举了其他家庭成员，包括祖父母和外祖父母的
　　　　　四个名字）。还有好多鱼，等等。水干了，只剩下了一
　　　　　小滩水。我们都从水池中出来了，在花园里面散步。
　　　　　爸爸降落在沙滩上。真是一个好梦。

我觉得，现在她把一些重要的东西带进了移情中，她用这
样的方式重组了她的整个生命，重组的基础是与分析师和分析
师内在的主观人物特征之间积极关系的体验。

　　我：水池就在这个房间中，这里有重要的事情发生过，在
　　　　这里重要的事情可以在想象中发生。

她说了一些关于因为她游泳弄湿了她双手之类的话。

加布里埃尔：我要在灯泡上画我想画的。

她现在感觉非常地幸福和心平气静，她把桶里面所有的玩

对分析的工作
进行了总结

具和玩具小碎片都倒了出来。她正在哼唱着一首关于"在一起"主题的歌。

加布里埃尔：你的地板上真是一团糟！

我得去修理一个挂钩。她总是说要让所有的玩具都能用。然后她拿起了一个形象是年长者的玩偶（大概7厘米长，形象非常逼真，是用烟斗通条做的），并开始虐待它。

加布里埃尔：我扭弯它的双腿（等等……）。

我：哎呀！哎呀！（发出痛苦的声音是作为对她指定给我的角色的解释）

加布里埃尔：我使劲地扭它——是的——现在扭弯它的胳膊。

我：哎呀！

加布里埃尔：现在我扭它的脖子！

我：哎呀！

加布里埃尔：现在没剩下什么了——它已经被扭卷成螺旋了。

我打算去扭你。你哭得很厉害。

我：哎呀！哎呀！呜呜呜呜呜呜！

她感到非常的高兴。

加布里埃尔：现在没剩下什么了。全部被扭卷成螺旋卷儿了，它的腿也掉下来了，现在它的头也掉了，这样你就不能哭了。我马上就把你扔掉了。没有人爱你了。

我：因此苏珊就永远不能拥有我了。

因憎恨而憎恨（参见前面的治疗）

加布里埃尔：每个人都恨你。

这时她拿起一个相类似的男孩儿玩偶，对它重复着刚才的行动。

加布里埃尔：我要扭弯男孩子的双腿（等等……）。

在这一切之中，我说："所以，你所创造的温尼科特全部是你的，他现在被你用完了，没有其他人可以拥有他了。"

她催促我赶紧再哭，但我抗议说我已经不能再哭了。

我：一切都没有了。

加布里埃尔：没有人将会再看到你了。你是个医生吗？

我：是的，我是个医生，我也可以做苏珊的医生，但你创
造发明的温尼科特永远没有了。

加布里埃尔：我创造了你。

她在操作着火车（让火车发出噪音）。

加布里埃尔：我想把这个弄下来。

我：它弄不下来。

确实，她知道火车头被连接到干草车厢上，很难被分开。

加布里埃尔：噢，亲爱的，它弄不下来。

现在她说一切看起来都是蓝色的，她已经拿起了两个洗眼
剂杯，正在透过两只洗眼剂杯看这个世界。她问说如何才能把
洗眼剂杯固定在她的两只眼睛上。这让她感觉到她正在游泳或
正在水下面。所以我们扭紧各自的眼部肌肉把洗眼剂杯固定在
两只眼睛上。我可以用我的眼轮匝肌夹住洗眼剂杯，经过几次
模仿我的样子，她终于能夹住一只洗眼剂杯了。

加布里埃尔：我想把它们带回家。

然后，她继续谈论着在法国公路边发现的陶器碎片，给我
一个考古学的儿童视角，即发现了很久以前曾属于生活的一部
分。现在她探索着彩色蜡笔盒，并发现或重新发现了胶水（一
种黏合剂）。这就是她想要的，而且她开始进行她的最后一个
游戏（但她有其他事情要说——我收到她寄给我的信了吗？以
及等等。）。

她拿起了一张纸，并把胶水涂在纸中央，也涂成一个正方

形。她想知道我将会会见多少新的病人。

> 我：在我度假之前，你是我会见的最后一个。

加布里埃尔：我5岁了，只需要一会儿会儿。

她表明她曾经想见我以便获得这次治疗──温尼科特已经在她4岁时完成任务了。

> 我：我也很愿意与你结束治疗关系，以便我能完全成为另
> 一个温尼科特，不再需要做这个特殊治疗中的温尼科
> 特了，这个温尼科特是被你创造和发明出来的。

我能够理解到，她正在用胶水做的东西是一种已经被摧毁或被弄死的温尼科特的墓碑或纪念碑。在她正式宣告之后，我拿出一张纸，在上面画了加布里埃尔的画像。然后，我扭曲画像的两只胳膊，两只腿和脑袋，我问她是否伤害了它。她笑了，并说："不，在给它挠痒痒呢！"

她在胶水的周围画了很多装饰，包括红色。这个东西会被她带回家。对苏珊来说这个东西将是漂亮的。

加布里埃尔：我必须弄多点蓝色。

纸张被折叠起来，所有的胶水都被用完了，我得帮助她打一个洞，以便能用绳子穿起来。现在它是一只风筝了。

加布里埃尔：我要去找爸爸，要漂亮的拼贴，上面有活泼的男
> 孩儿。

让我照看着风筝，她出去并拿回来两个古董式的拼贴（活泼的男孩），拼贴是爸爸带来的，用一张纸包裹着，似乎是一件礼物──大概是为妈妈准备的。我把这些拿了出来，欣赏着它们。

她继续向父亲解释着。

加布里埃尔：他筋疲力尽了。没有人想去见温尼科特了。一点

劲儿都没有了。我把它撕成了碎片。我把这个东西作
为一件礼物送给苏珊。有臭味儿，很可怕——我把胶
水全部都用完了。你得去多买点胶水了，一点多余的
也没有了。

此时，我趁机说了一些关于结束咨询的话，以表明摧毁男
性人物和纪念碑的类似粪便的意义。这让她感到很满意。

加布里埃尔：我的双手到处都沾满了这个。我正在玩着难闻的
　　　　　黏糊糊的东西。这东西叫什么名字——哦对了，胶水，
　　　　　多可怕的名字，多难闻的味儿。我用 Yoohoo 来叫它，
　　　　　没有味道，你知道……

我能理解到，她已经在所有层面和任何意义上终于完全把
我使用完了，而且我也说了这样的话。她说："是的，与你结束
了。"

　　我：那么，如果我来拜访你的家，如果我见到了苏珊，那
　　　　我将是一个不同的温尼科特——不是那个被你创造和
　　　　发明的，完全属于你的那个温尼科特，现在他已经被
　　　　你用完了，他已经与你没啥关系了。

加布里埃尔：现在所有的胶水都被用完了——我们将做什么？
　　　　　全部的温尼科特都全部成为了碎片，当全部都消失了
　　　　　的时候，我们要做什么？很高兴不再见到温尼科特
　　　　　了，因为他有臭味儿，而且他还像胶水一样黏糊糊的。
　　　　　没有人想要他。如果你来找我们，我将会说："黏糊糊
　　　　　的男人来了。"我们就都逃掉了。

咨询就这样结束了。

加布里埃尔：当我去……的时候，我喜欢画画。这是一张漂亮
　　　　　的纸。到了我该走的时间了吗？

我：是的，差不多到时间了。

加布里埃尔：我必须要洗一下手——我还会回来见你的。把它涂成红色（风筝）！

我抓着风筝上的线，这时候她在洗手。她返回来拿上风筝，与她爸爸一起走了出去，拖着风筝，试图放飞她那沉重的、湿润的、黏糊糊的风筝。

一些评论

1. 在与年龄相符合的成熟中表现的容光焕发，生机盎然。

2. 应对分离，而知道重聚是有可能的。

3. 锻炼女性的魅力。

4. 总结分析过程，已经在积极的移情中重组了她的生命。

5. 于是恨能够被安全地感受到并被运用，因为恨将不会摧毁分析中的好体验。

第 16 次咨询

（1966 年 10 月 28 日）

现在加布里埃尔已经5岁零2个月了。本次咨询不像以前的会谈那样。事实上，本次咨询更像是朋友与朋友之间的会见。因为他们来早了，大约她与她的父亲等候了5分钟之后，父亲走向了等候室；她快速地环顾着房间里面的各种变化，并开始做她明显是打算好想要做的事情。

我们在一起的时间大致可划分为3部分，第1部分时间是最重要的。她要找滚筒。这是一个滚筒状的尺子。她进行了25分钟曾经做过的那个游戏，做游戏时她并没有表现出极大的兴奋情绪，但表现出了符合5岁年龄阶段孩子应有的情感专注程度。她对着我滚着滚筒，当滚筒触碰到我的双膝时，我就死了，她便藏了起来。到目前为止，所有通向角落的路线对我们来说都很熟悉。在游戏的过程中，她一个接一个地占据她的位置：每次我得醒过来，然后开始想起来有个人被我给忘了，然后逐渐地去寻找她藏在哪里。

然后，终于我发现了她。有时候，是她在游戏中用同样的方式死了；然后她活过来去寻找我。她继续着这个游戏，直到她累的精疲力竭并感到满意为止。之后，她便进入了第2部分时间的内容。

当我正坐在小椅子上像以前咨询中那样记录着笔记的时候，她背对着我坐在地板上——"独自待在我面前。"她对着几个动物和其他玩具说着话，偶尔有几句她期望我听到的话说的比较清楚。从一开始，她拿起了一个小羊，并说："狗在哪里？"我找出了那个信封，信封里面有一只毛绒狗尸体，她告诉我狗的身体上到处都是洞，她用手指伸进洞探索着。她说那只狗的肚子里面不是太空，还能站起来，而且她让这只狗站立在小羊的旁边。之后，她开始从小桶里面拿出玩具，并把小桶倒空了。很快一会儿她就连接了一列火车，清晰且明白地说着话，但都是对她自己说的。她一度说："看看我做的这列长火车！"但这列火车并不长，因为她只是想起了以前咨询中火车的样子，并不是为了沟通的目的而游戏。

我：你正在让你自己想起来，还在你是小猪猪而不是大的加布里埃尔的时候，这些玩具曾经对你意味着什么。

加布里埃尔：让我们再玩一次游戏吧。

她小心谨慎地移动着一些她已经拿出来的玩具，并把这些玩具归置在书架下面。在她做这些的时候，她同时用一种慈爱的方式摆弄着一只篮子和一些其他玩具，并说着这样的话："就是这些东西。"在这个过程中，她的头触碰到我的胳膊肘。这并不是故意的行为，她也没有因为害怕而躲开。事情就这样发生了。她拿开了那只狗，并把它放入信封中，并说再见。接着她把那只羊挨着信封放在旁边。然后，她说："好了！"——意味着我们正要结束并进入一些不一样的事情。

我们站了起来，最初看起来好像我们要做更多的滚筒游戏
（藏猫猫）。然而，她要做的是发现了一本孩子的图画书。我和
她坐了下来，我们翻阅这本书的每一页。她非常仔细地看着这
本书，似乎欣赏着我提供的一些小故事。然后，我们看另一本
有大量插图的书，但这本书有点难懂，因此我们又换了，找到
了一本带有插图的故事书。我和她一起阅读里面的故事，她负
责翻动书页。最后，她选择去浏览一本动物的图书。只要她有
可能指出动物的名字，她就会感到非常高兴和满意。我让她和
我谈谈这些动物；黑色这个词汇在其中的一个故事中出现了，
于是我提醒她黑妈妈的事情。

　　我：告诉我一些你想的事情，你会感到害羞。

　　她赞成这一说法，但似乎她有点敷衍我。

　　我：我知道你什么时候真正感到害羞，那就是当你想告诉
　　　　我你爱我的时候。

　　她以赞成的姿势完全肯定了我的说法。

　　现在到了该离开的时间了，她完全准备好了要走，并去见
她的爸爸。她显然是很享受她的这次拜访，我并没有发现她有
一丝一毫的沮丧感，似乎她有什么打算，并已经释放掉了。当
她说再见道别的时候，她似乎完全是自然而然的，她给我留下
的印象是，她是一个真实自然的、精神健康的5岁女孩儿。

小猪猪父母写的编后记

一些读者可能感兴趣的是在这个案例中对父母体验的少许观察，而且可能想知道关于这个孩子现在的一些情况。

父母被容许参与到孩子的成长和修复的过程中，具有极大的价值。这将会防止我们经常会观察到的一些事情发生：父母的感受被忽视或冷落，因此也许会受到父母与治疗师竞争和对抗的感受的影响；或者也许父母要么会嫉妒治疗师，要么会嫉妒孩子，或者取而代之的是，为了回避这类痛苦的感受，以及回避由此可能引发的潜在障碍，父母可能会表现出不积极或退缩的行为，暂时退出与孩子之间关系的活力范围，而把孩子完全交给更加专业和知识渊博的专家权威。

尽管非专业外行参与的危险可能会让一些读者隐约地感到担心，但是这似乎被治疗师的机智、"感觉"和长期的经验避免了，这种情况出现，显然是基于治疗师拥有如此杰出且似乎又是被忘记了的知识，和对这些知识自由娴熟的运用，以及值得信赖且能被确实感触到的那些自发的行为态度。

也许父母也应该被允许对"按需索取"治疗方式的利弊的

进一步讨论发表一些我们自己的意见。

在那段治疗时间里面，我们感到我们不能接受关于任何其他基础的治疗。此外，我们逐渐形成了共识，觉得小猪猪下一次咨询时间的时机是恰当和合适的，这是非常值得注意的，我们在读咨询记录手稿时，确实很惊奇地认识到患者是如何从前一次咨询中开始获取线索的，似乎在两次咨询的内容之间并没有间隔的时间间隙，或者似乎她在前一次咨询中就已经为下一次咨询做好了准备。

然而，当进入这个框架之内时，在患者需要的时候（比如在第11次和12次咨询之间）治疗并不能发生，这就产生了非常剧烈的影响，而且，无论如何似乎在这个案例中，非常幸运的是避免了导致患者内心伤害的发生。

读者也可能想知道现在患者是什么样子的，这种治疗过程的远期结果是什么。

现在加布里埃尔是一个真实和自然的——自发性的女孩儿，是学校中一组同龄孩子中很重要的一部分。她似乎已经重新获得了曾经在接受治疗之前失去的自信姿态。在她8岁时，似乎有一段学习困难（对学校感到无聊，学习阅读时不太容易），但是她现在（14岁）非常胜任她的学习工作，而且总是能够在学习内容中找到某种兴趣。她的性格倾向于温顺和听话，而不淘气和调皮。成为一名生物学老师似乎是现在她想做的事情。种植和培养室内植物是她的主要业余爱好。正是她确定的价值感，她内在独立的判断能力，以及也许是一种能与人在许多频段上接触的方式，都会使人想知道：在深层次上被理解过的这些令人满意的体验，其潜移默化的影响是否有可能持续不断地发挥作用。

　　以后对这个咨询性治疗的评论几乎不会再有了——也许非常难得的是对记忆，或一些游戏名称的轻声一笑。一位来拜访的客人顺便带来了温尼科特去世的悲痛消息，而她对此的即刻反应已经被遮盖在社交情境中了。温尼科特医生已经在一次治疗中与她为他死亡的不测事件用最敏感的方式做过了准备，那之后她在某些适合的场合下曾经提到过一两回那次治疗的情景。

　　温尼科特医生过去常常在治疗中做记录，加布里埃尔认为他是在写他自己的自传，而她最终是被以某种方式卷入到了这个自传中的一个小角落里面："他过去总是在写，而我常常是在玩。"

　　当最后与她讨论这份资料是否能被出版（她还没有看过）时，她首先是犹豫不决的，但另一方面又想到这本书可能会对其他人有帮助——的确是希望它能帮助更多的人。她最后同意出版这本治疗记录逐字稿。

1975 年